療癒煉金坊學院創辦人
趙采榛

人人都能成為自己的療癒師

遇見‧轉化生命的
澳洲花晶

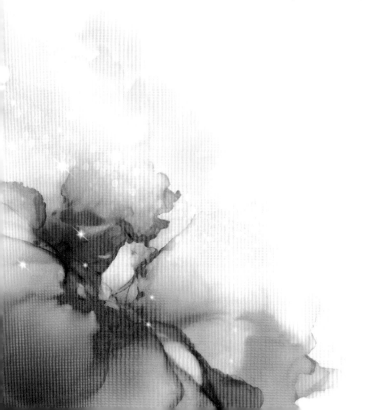

目錄

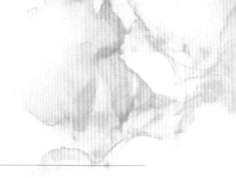

目錄

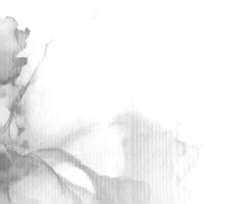

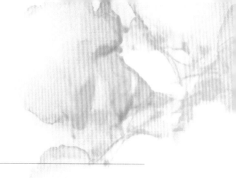

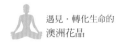
為「想要找回生命美好本質」
而寫的一本書

三十幾年前，我有幸協助英國首屈一指的芳香療法專家 Eve Taylor 在台灣的長期教學，這是我人生的啟蒙旅程，也開啟了我的眼界，一窺身心奧妙的領域，驅動了我三十幾年來的學習及自我整合！

幾年後，我創建公司，獨創彩光能量療癒系統，經歷過充滿不確定感的起步階段，卻也給了我最多的學習機會，讓我的足跡遍及美國，走入 John Upledge 學院研習顱薦療癒、淋巴淨化、脊椎轉化等系統。

我也在澳洲、紐西蘭深入接觸花精及自然療法，並師承德國的自然醫學。長年大量的求知求道，使我體驗過物質世界的遊戲，也創造出美好的豐盛成功。然而，唯一觸動我的，始終是心靈層面的修煉，所以，如今我只願專注於探索生命本質的究竟真相，這也引領我遠赴印度、西班牙修行。

二十五年前，在紐西蘭的修習之旅，我偶然認識了來自澳洲的自然療法師 Tony，他兒時成長在新英格蘭的草藥家族，從小對植物藥草、花朵、礦石、大自然的節氣律動具有特別的感知與敏銳直覺。年幼時期的 Tony 已能深刻感知到大地元素及植物的生命訊息，與每個個體的身心共振，並接收到大自然蘊藏的奧祕療癒力。他曾在國際能量療法機構，協助知名的色彩療癒配方，研發各種彩光頻率。而他退休後選擇隱退到澳洲生活，淡出所有的工作。

在我投身澳洲花晶的療癒教學近三十年後，見證了數十萬人的生命蛻變轉化，我深深感動於所有懷抱意圖與轉化的前行者，在宇宙場中始終一體相連。就如同花晶高頻能量的加乘共振，我以事業為名進行的療癒推廣，在不經意間擴展到整個亞洲。我開始認為，是時候去到另一個新的里程碑了！我希望能有和我懷抱著一樣的願景、願心的新世代，一起接手服務生命的一體之心。

采榛老師與我命運中的相遇

十年前，我初次見到采榛老師，她那炯炯有神的目光，讓我即刻感受到她內在對生命轉化的強烈動力。我在她身上見證到生命不可思議的奇蹟，一股無形的力量源源不絕地推動著她，一路光速蛻變、無懼向前。

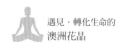

這股力量，有著她對「活出生命真相」的真切渴望，也有她毫不畏懼的冒險精神，還有她對服務生命的真心實意。

我們每個人在探索生命的道途上，必會碰觸考驗，每段重生的歷程，必然充滿挑戰，然而采榛老師就像個無敵的戰士，從不退縮、不逃避、不自我欺騙，總能帶著身先士卒的壯烈情懷，承諾自己好好面對、全然陪伴、徹底穿越。她一路以來直指核心且真誠地面對自我，使她從未分散或抓取旁枝末節的學習，她總是對自己的道路前景非常明確。

此刻，我的腦海浮現出她當時對「洞見自我真相」的堅毅，她毫不妥協的氣勢與表情，讓我完全明白她為何與我相遇，就像我當年知曉自己為何會與 Tony 相遇。

生命引領，采榛老師創辦了療癒煉金坊學院

她傳奇般的自我實現，讓她被生命智慧引領，獨創出極完整的身心覺察療癒系統。她所創辦的「療癒煉金坊學院」也實至名歸地培訓出眾多身心合一的學員。她將自己的精華淬煉，毫不保留地傳授給每位到來的學生，引領難以計數的人成為自己及別人的療癒師。她為自

己，也為跟隨她學習的療癒師們，探索出生命真相最清晰的導航，讓人省卻許多盲目摸索的時間。采榛老師也將自己十多年的實修、教學、帶領療癒轉化的智慧精華，無私地寫進她的第一本著作《全方位身心覺察自我療癒轉化生命全書》裡。

我自己也曾多次乍現集結出書的靈感，總也任其一閃而過卻不了了之。現在，即將誕生的《遇見，轉化生命的澳洲花晶》，是采榛老師在出版第一本書後，緊接著發想、付諸行動、撰寫完稿的第二本著作，整個寫作過程不到三個月！她驚人的顯化能力，來自她對澳洲花晶能量療癒的明晰透徹，更是因為她早已將身心療癒的內涵融會貫通，並內外一致地奉行在生活、工作、教學中。

采榛老師就像一位療癒藝術家，分享教學對她而言就像日常生活不可或缺的藝術創作。寫書對她不過是將早已熟悉的創作經驗轉成文字，用一種更平實近人的方式將她源源不絕的靈感分享給大眾。

我看著這本書從醞釀到完成，實現了我曾經萌芽卻未曾誕生的夢想，真的倍感欣慰！

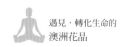

　　這本精闢完整的著作，不但是一本澳洲花晶大全工具書，更是一本教人自我領航的身心覺察指引，有著每一瓶花晶的精髓敘述，囊括澳洲花晶全系列的能量頻率彩光，以及情緒轉化口服、淨化清理工具；更一一指出心靈與身體對應的課題，如何從中超脫的引導，同時論及生命、關係、金錢、創造、意識……等，各個面向的自我覺察與療癒，對於想要找回生命美好本質的探尋者，會在其中找到最完整的解答！

　　我誠摯邀請每一位對能量療癒、對自我覺察、對美好豐盛有著真實渴望的你，讓這本書成為陪伴你轉化生命、找回生命本質的美好資源。

澳洲花晶創辦人　李蓉

當身心覺察遇見澳洲花晶
等於停不下來的轉化奇蹟

　　我在第一本著作《全方位身心學察自我療癒轉化生命全書》中分享過自己的故事，如果原生家庭是每個人生命的根基、人生的起點，那麼我的人生起點可謂支離破碎。我二十歲前身心徹底解離，情緒嚴重凍結，患有社交障礙與口吃。當時我與社會完全脫節，連正常的人際關係都無法經營，整個人就像被包裹在厚厚的傷痛之繭裡。

　　當一個成人的身心被嚴重凍結時，儘管外在像個大人，但心智年齡會被停留在那個小小孩的階段，這就是所謂的「內在小孩」。我們以這個內在受著傷的孩童心智，複製到我們成年後的人生，就會形成各式各樣的困境。

　　所以在走上覺察療癒之路前，我也有過最淤泥沉鬱的過往，走過令人難以置信的岔路，在無明中盡情翻滾糾結，我全然複製了父母親

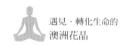
的傷痛宿命。當時我的生命能量幾乎就要消失殆盡，內在痛苦已經達到「除非轉化，否則死亡」的程度。也正是因為如此鬱痛，才迫使我用破釜沉舟的決心，縱身跳入每一個自我療癒的可能，使我在二十歲的時候，就踏上身心療癒及靈性探索的旅程。

十多年的探索之旅，讓我對身心覺察有著極深刻的體會；印證每個身體部位所對應的心靈訊息，利用身體釋放潛意識印記，讓物質命運產生實際的改變；實證「身體是所有覺察療癒的入口」、「身體就是看得著摸得著的潛意識／內在小孩／命運模式」、「身體不改變，命運不會變」。這份真實穿越的點滴，使我幫助自己扭轉了原有的宿命，也讓我可以在不同層面協助他人的覺察療癒，發展出非常完整的身心覺察系統，打造出以身體為基石，成為療癒轉化的路徑。

在這十年的旅程中，我從一個受困於原生家庭創傷宿命的受害者，到探究出「身體就是命運」的身心覺察療癒科學；我從徹底喪失陽性力量，到能貢獻自己的歷程，協助無數的女性學員突破自己與家族女性們的集體創傷意識；我從一個正式學歷僅停留在中學階段，身心嚴重解離，患有嚴重社交障礙與口吃等身心症狀的患者，在三十歲前轉變為國內外療癒課程的帶領者、療癒師培訓導師；更在三十歲時自研

出極完整的身心覺察自我療癒系統教學，使正知正見的覺察療癒不受時間與空間限制，讓世界各地的華語夥伴都能深入學習。我們的學員因此擴展遍布國內外、世界各地。

生命的奇蹟永遠無限，當我持續體驗內在心靈的擴展，見證眾多學員如量子穿越般地轉化奇蹟，這一切推動著我與一群療癒夥伴們相遇，成立了**「療癒煉金坊──全方位身心覺察轉化生命療癒師深度培訓學院」**。

學院裡的所有成員，無論是課程老師、助教老師、學院療癒師，全都是親身見識過身體印記有多強大、小我信念有多頑強的血肉之人。我們親自穿越靈魂暗夜無數回，親身經歷內在小我之死無數次，在內在轉化重生無數遍。我們是一群因落實身心覺察，體證到真正的療癒轉化，更體驗到真實的生命之愛，於是無法不付出、不得不回饋的同行夥伴。這樣扎扎實實、真真切切的積累，使我們秉持著一體之愛的發心，把每位到來的新學員視為當初的自己：慈悲地給出、無私地分享、智慧地引領。

我們提供最完整全面的教學資源，永續支持有真實意願的夥伴無限學習，是讓每個人都能成為自己的生命轉化療癒師的共學園地。

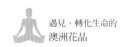

以「協助每人成為個人生命療癒師」為衷心

以「讓人成為療癒他人的生命導師」為願景

學院提供所有的教學資源讓夥伴們無限學習

是助人一步一腳印走向轉化之旅的學習園地

任何人只要帶有對生命謙卑的意願

無論自身條件或學習經歷是淺是深

都能培訓自己成為身心覺察轉化生命療癒師

並進一步成為協助他人改變生命的療癒導師

生命絕無公平，是因生命已然平等。

正因身體是如此全面的印記載體，所有被我們凍結、逃避、切斷的創傷能量，都會毫無保留地被埋藏在身體裡，這是身體的慈悲，也是身體的智慧。

很多人說「吸引力法則是宇宙的回應」，這是真的，但並不是「外面有個叫宇宙的傢伙在給我回應」，而是我們一直都在以自己的身體頻率吸引來相應的人事物境。我們的身體印記會散發相同的能量頻率（吸引力法則），自動為我們吸引與印記相符的人事物境，塑造出重複性的命運迴圈（宿命）。在對身體產生覺察以前，我們都是自動被

厚重的身體印記主導著思言行，因此我總是說「身體就是命運，身體就是吸引力法則，身體就是潛意識／內在小孩」。

假若構成身體印記的低頻能量持續循環，身體的厚重印記會拉低內在的意識頻率；外在身體更會不斷散發與之相符的低頻能量，內在心靈會持續受困在低頻的意識層次裡。在這樣的情況下，即便有心落實覺察，也很難真實深入，更不容易發生扭轉命運的療癒轉化了。

「覺察的深度」取決於「意識的層次」。
「意識的層次」取決於「能量的頻率」。
「能量的頻率」取決於「身體的印記」。

當我發現「身心能量頻率」是決定「覺察療癒轉化」的關鍵後，我開始去接觸，並實驗各種協助身心能量轉換方法與工具。

「當你真心渴望某樣東西時，整個宇宙都會聯合起來幫助你。」

我在如此強烈的願心下，像神農嘗百草一樣，親自試遍所能聽聞到的能量系統、方法、工具，一一感受它們對**身、心、靈**當下立見的作用及後續的長期效應。

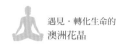
　　我正是在這個時期認識了影響我一生的巨人：**澳洲花晶創辦人——李蓉**。她是啟發我意識覺醒的恩師，更是我亦師亦友的靈魂伴侶，也是見證我每一個生命轉化的家人般的存在。她在過去近三十年的生命之旅中，對身心靈的整合有著極度深刻的體悟，對能量頻率與創傷及療癒的機制瞭若指掌，也深知身體對心靈與靈性的影響。當年我強烈的願心，遇見她始終如一的大愛無私，使我飛速地從身心覺察領略澳洲花晶的精髓，知曉能量之於轉化的關鍵要點。

　　我大量密集地試驗各項澳洲花晶的能量特性，細緻感知所有澳洲花晶對身體與心靈的轉化效應。身體與心靈的能量頻率同步提升，使我原有的覺察深度與療癒的層次都大幅躍進。我從中完全體會到澳洲花晶的療癒層次，與身心覺察一樣，都是遵循著「身心靈」的階梯性。我從個人的親身試驗，到帶領無數個案的療癒經歷，再到課程教學的實際經驗：**完全證實能量轉換需要遵循「身 心 靈」的層次。**

　　我發現一般精微能量的療癒系統、方法、工具，包括花精療法、音頻聲療，可以在當下時刻使無形無相的意識產生變化，讓心智體達到放鬆，但是對於長期積累到已有形有相的身體印記，卻難以發生穿透性的釋放。這絕不是因為精微能量沒有效果！只是因為能量只能同

頻共振，精微的頻率與無形無相的能量共振，不與有形有相的厚重能量共振，這是一個客觀事實。

精微能量可以在當下穿透無形無相的能量體，例如心智體、情緒體、信念系統等；所以精微能量可以有效改善當下的情緒與心情，但這些屬於身心靈的心。精微能量不與身體的厚重印記共振，無法直接釋放身體印記，進行完精微能量的療法後，大部分會在精神層面感受當下的放鬆，但是很快會再回復到原有的慣性模式、重複類似的人生問題。因為沒被釋放的身體印記，會持續散發相同的能量頻率，為我們吸引來相符的人事物境，讓自己停留在換湯不換藥的宿命迴圈裡。

要釋放身體印記的**低頻厚重能量**，就必須使用同頻共振的**高頻渾厚能量**。而澳洲花晶全系列正是將精微能量與渾厚能量的兩大頻率完整結合，可確實協助人們在覺察之中，真實轉化揚昇的能量療癒系統。

很多接觸能量工具的人，因不了解身體覺察，會本末倒置地將能量工具錯放在自我核心的位置，沒能正確地利用能量工具，生命的轉化非常有限。這樣的情況，經常發生在一般的能量接觸者及一般花晶使用者身上，也常發生在其他能量課程的學員，以及一般花晶課程的學員身上。所以現今愈來愈多人在使用能量工具，但因為不了解覺察

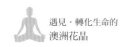
療癒的真義，於是真實的轉化沒有發生，使原有的困境依舊。如果沒有覺察的本心，無論用再多的能量工具，只會發生「有限的改變」，而不能「真正地轉化」。

我想試著這麼比喻：如果生命的轉化是我們的目標，那麼正知正見的覺察意願就是抵達目標的路徑，能量工具就是幫助我們踏上路徑時所能選擇的交通工具。當我們決心踏上前往目標（生命轉化）的路徑時，就算沒有交通工具（能量工具），我們也能上路，只是僅靠個人徒步，難免經歷迷路或繞路，需要的時間就會比較長，過程可能比較艱辛。但當我們只有交通工具（能量工具），卻沒有踏上前往目標（生命轉化）的路徑（落實覺察），我們也就只是開著車子在原地打轉，並納悶自己都已開了這麼久的車子，為何還沒抵達目標呢？當我們有著明確的目標，也知曉真正的路徑，這時再擁有交通工具（高頻能量），我們更能懂得利用工具的性能，在前往目標的路徑上火力全開地奔馳。但並不是將一切交給工具來執行，而是我們要成為掌握方向盤的駕駛者（正知正見的利用工具）。

在生命的轉化之旅中，澳洲花晶確實是極佳的輔助利器，我目前為止還沒遇見比它更適合進行身心覺察的能量工具。但它也只有在我

們腳踏實地落實覺察時，才會全然發揮能量轉換力量。這就是為何我堅持將澳洲花晶結合身心覺察，目的是取用它的能量特性：能量交換、釋放印記、轉化意識、揚昇生命層次。

再好的工具都需要以正確的態度去使用，我們必須遵循身心靈的階梯，落實自我覺察的精神，個人的中心力量才會穩固到可以整合所學、內化知識概念、正確利用能量工具，不會錯誤依賴，也不會對抗偏頗。

澳洲花晶的能量層次就和身心覺察的內涵一樣，都是遵循著「身心靈」的階梯性。我們需要確保**主體**：落實身心覺察。澳洲花晶這項**副體**，就會為我們的生命轉化，發揮最佳的輔助之力。我將在這本書中，以有限的文字形式，盡可能地用覺察療癒的角度分享**澳洲花晶**：讓所有願意真正自我負責、穿越人生迷霧、活出生命真相的夥伴們，都能用正知正見的角度認識澳洲花晶，以此深化自己的覺察、發生真實的療癒、體驗無限的生命轉化。

療癒煉金坊學院創辦人　趙采榛

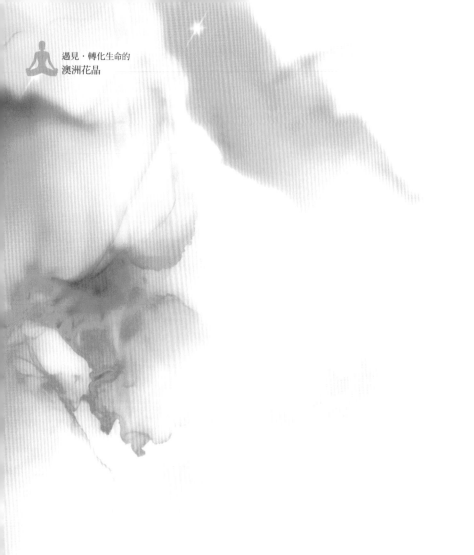

　　療癒煉金坊學院是首位被澳洲花晶創辦人授權培訓師資並核發證書的澳洲花晶能量轉化療癒師——國際培訓教學單位。現今坊間所有提及身心覺察與澳洲花晶的教學課程，都是出自本學院早期的舊式教學內容。

　　療癒煉金坊學院的教學核心是「身心覺察為主，能量工具為輔」：唯有正知正見的覺察心法，方能正確的使用能量功法，協助自己進入真正的療癒轉化，親自見證生命不可思議的無限可能。

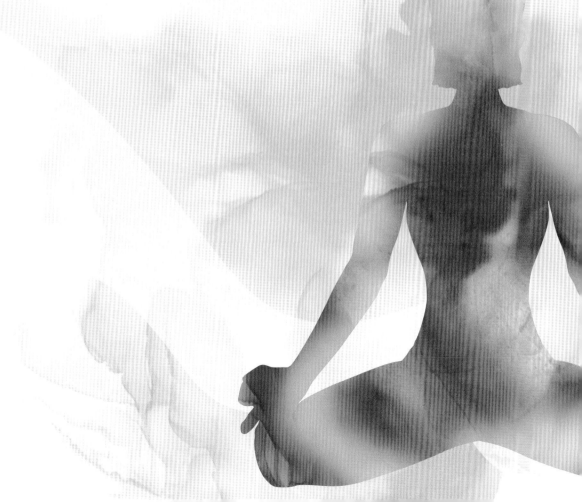

從改變身體能量
踏上生命轉化的路途

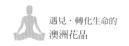
七大脈輪的身心覺察

　　人體可以說是縮小版的宇宙，富含所有生命智慧；每個人的身體都記錄著豐富的訊息，包括累世印記、世代祖輩、胚胎時期、兒時經歷……因此身心覺察可謂最穿透核心的自我療癒方法。

　　為使人們清晰易懂，本書以七大脈輪做為寫作架構。「脈輪」是梵文 Chakra 的中譯，意指轉動的迴輪，每一個脈輪都是一個持續旋轉的能量中心，所以也稱為生命之輪。脈輪的研究者將人體分為七大部位，每一個身體部位對應一個脈輪能量，而每一個身體部位所呈現的徵象，也透露出心理層面的訊息。

　　作者采榛老師長年落實身心覺察，完全印證身體即是微型宇宙的事實，深刻體悟每一個脈輪能量所對應的身心靈層次。因此本書將由身體的七大脈輪開始，帶讀者領略脈輪的能量，覺察身心所需的理解和療癒，再進階到身心靈對應的層面，提供轉化生命的解方。

　　每一章節的最後，作者采榛老師都將針對不同脈輪以及身心靈的療癒，給予適用的「澳洲花晶」建議。在生命轉化的學習路途上，正知正見的覺察意願是抵達目標的路徑，而「澳洲花晶」則能為學習者提供能量，就像合適的交通工具，使學習者能更有效率地抵達目標。

遵循身心靈層次的能量療癒系統──澳洲花晶

渾厚能量的「身體花晶系列」

澳洲花晶的身體花晶系列是針對「身心靈」的身體階梯所設計。以豐富高頻的渾厚能量（高頻水晶、珍貴寶石、淨化貝殼），結合細緻的精微能量（罕見植物、稀珍花朵）；兩大頻率的振動波，會大幅推動身心印記的釋放、自我療癒的轉化，同時保持物質意識與內在心靈的連結，讓所有療癒的發生都是安全、穩定、清晰的旅程。

精微能量的「口服花晶系列」

澳洲花晶的口服花晶系列是針對「身心靈」的心靈階梯所設計。富含高純度罕見植物、稀珍花朵的精微能量；注入高頻水晶、珍貴寶石、淨化貝殼的礦物能量；以高度精微的頻率為導引，使我們貫穿厚重的物質意識，直入無形情緒體、心智體、信念系統的轉化揚昇。

厚重的身體印記，必須要足夠渾厚的能量協助釋放；無形的心靈層次，則需要極致精微的頻率才可共振。因此，在身心覺察與自我療癒的旅程中，結合運用具備渾厚能量的身體花晶，及富含精微頻率的口服花晶，將同步清理厚重的身體印記、轉化無形的心靈信念系統，對身心印記有著雙管齊下、裡應外合的療癒效果，身心靈整體將會有極具穿透力的改變。

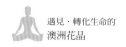
身體花晶系列

脈輪花晶系列	1 號花晶、2 號花晶、3 號花晶、4 號花晶、5 號花晶、6 號花晶、7 號花晶
修護花晶系列	氣結釋放、心靈修護、兒童心靈、情緒修護、財運之星、學習力、恬美夢境、靈性修護、意識轉化、純淨極光、身體修護、彩虹光體、基因淨化、能量場保護、能量場淨化
延伸能量轉化工具	光子花鑰霜、光子寶寶霜
澳洲花晶彩油系列	火彩油、土彩油、風彩油、氣結彩油、極光彩油、黃金彩油

口服花晶

情緒療癒系列 　原動力、創造力、豐富力、能量、大地之母、關係花園、親密情、理性與感性、叛逆心、轉換力、寶貝肌膚、急救、磁波防禦、身心淨化、寧靜心、專注力

靈性高頻系列 　神聖轉化、彩虹揚昇

延伸能量淨化工具 　澳洲花晶光子眼部精華、澳洲花晶光子玫瑰純淨露、國際醫療級淨化排毒 Moor ／墨泥、蓋亞能量陶板

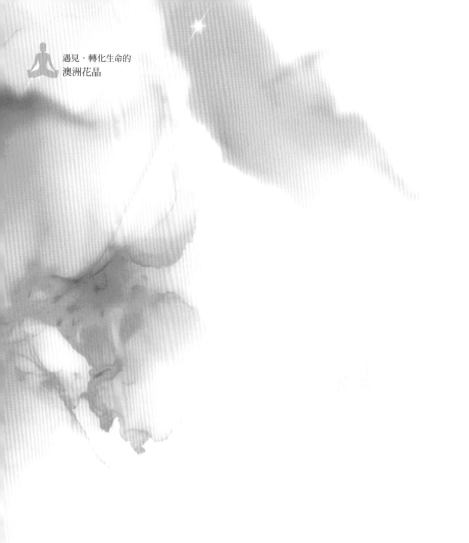

療癒煉金坊學院是首位被澳洲花晶創辦人授權培訓師資並核發證書的澳洲花晶能量轉化療癒師——國際培訓教學單位。現今坊間所有提及身心覺察與澳洲花晶的教學課程，都是出自本學院早期的舊式教學內容。

療癒煉金坊學院的教學核心是「身心覺察為主，能量工具為輔」：唯有正知正見的覺察心法，方能正確的使用能量功法，協助自己進入真正的療癒轉化，親自見證生命不可思議的無限可能。

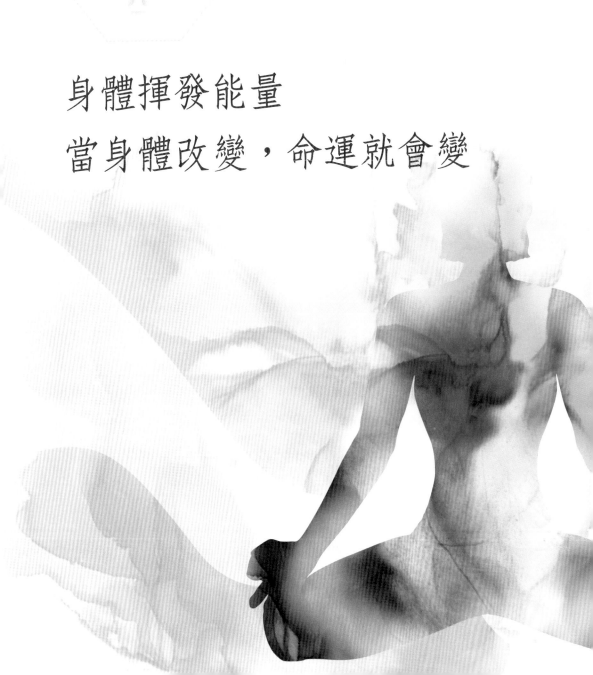

身體揮發能量
當身體改變，命運就會變

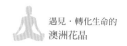
釋放身心印記，踏上轉化重生的奇蹟之旅

　　身體的記錄非常完整，不只是我們從小到大的每一個片段，更包含出生以前在胎內的所有感知、個體意識所有累生業力，以及血緣祖輩世代傳承的家族印記，這些無限龐大的能量記錄全部都植入在我們身體的每個細胞中，形塑出我們的體質、體型、體況、體感，締造出我們每人先天的個性特質、日後的習氣慣性、個人的思行言模式，以上種種便是我們每人的命運軌跡。

　　我們做的所有事情都是利用身體在進行的，無論是工作賺錢、人際交友、經營關係，都是利用身體去進行。所以更正確的說法是：我們都是帶著身體印記（創傷凍結）在經營人生、形塑命運。

　　只有被凍結的低頻能量，才會存留在身上，形成身體的印記。

　　當身體儲存的凍結印記沒有被釋放，就會「由外而內」影響我們的內在心靈，甚至會不惜改變其受體，使細胞病變、犧牲器官；而身體也會以被儲存的低頻能量，反過來影響我們的「意識層次、心智反應、情緒狀態、生命決定」，這時身體會反客為主，讓印記成為命運的主宰。所以很多人在成年後，幾乎都在複製兒時的創傷經歷，甚至活出父母親的創傷信念，並且無意識地輪迴著家族的命運模式。

　　所以我總說**身體就是命運、身體就是潛意識、身體就是內在小孩，身體不改變，命運不會變**。這也是為什麼有難以計數的人在學習身心靈療癒、靈性修行，生命卻沒有真正發生改變的原因。因為當身體印記沒有改變，接觸再多的課程，累積再多的學習，認識再多的大師老師，仍然沒有任何轉化會發生。

　　唯有釋放身心的印記，才能啟動自我療癒的轉化。**澳洲花晶**的身體花晶系列，以豐富高頻的渾厚能量（高頻水晶、珍貴寶石、淨化貝殼），結合細緻的精微能量（罕見植物、稀珍花朵）；兩大頻率的振動波會大幅推動釋放與轉化的進程，使人在所有深度穿越的旅程中，保持物質意識與內在心靈的穩定連結，讓我們以「身」入道，親歷轉化重生的奇蹟之旅。

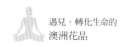
為身體所設計的「三道療癒」

澳洲花晶身體花晶系列富含集結自精微植物、罕見花朵、高頻水晶、珍貴寶石、淨化貝殼的「渾厚能量」，有助於釋放身體**各個部位／所有器官／肌肉筋骨**等粗厚體的印記，屬於「身心靈」的關鍵入口：**身體階梯**。

所有**身體花晶**都能進行「三道療癒」：色彩視覺療癒、無形嗅覺療癒、高頻能量交換。

◎色彩視覺療癒

每支身體花晶都有天然鮮豔的植物色彩，是以有形有相的「肉眼視覺」，進入「內在心眼」的連結與釋放，**屬於身心靈的「身」**。

潛意識是立即、快速、不經思考的；每人的創傷印記不同，對不同顏色的反應、喜好、情緒感受也都是不一樣的。

當我們用「肉眼視覺」看到每一支花晶的顏色所浮現的「潛意識感受」，就是身體花晶的第一道療癒：「視覺療癒」。

例如：當我們看到對應第一脈輪鮮豔紅色的 **1 號花晶**，立刻浮現的潛意識感受就不會是冷靜又淡定的。反而往往會直覺地感受到「熱情、活力、動態、積極、外放」，又或是「性感、慾望、占有」，甚至有人會感覺到「害怕、恐懼、危險、警告、禁止」。

我會建議加強使用自己「不想選擇／最不喜歡的顏色」的身體花

晶，因為背後都有對應的「潛意識機制」。

　　例如抗拒 **1 號花晶**的紅色的人，通常很害怕面對原生家庭，也害怕施展原有的行動能力；例如討厭心靈修護的亮粉色的人，通常抗拒自己的陰性能量、女性特質，也有著長期缺乏母愛呵護的創傷。

視覺色彩療癒　透過萃取自植物與花朵的飽和色彩，讓大自然的彩光波頻，修復對應的器官與脈輪，發覺身心靈的清澈光體，展露出本我光芒。

無形嗅覺療癒　用源於大地的氣息，打開嗅覺系統，讓自然能量穿透氣脈，消除鬱結印記，幫助我們覺察來自深層的潛意識訊息。

高頻能量交換　藉由與花晶的高頻能量共振，釋放閉鎖在身心靈中的創傷負能量，產生無限轉化，達到深層療癒效果。

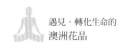
所以我們愈不喜歡的花晶顏色，或下意識總是避免略過不想用的花晶顏色，都是反映出潛意識的自我保護機制，代表那些顏色的頻率往往就是我們當下最需要，也是最能震盪出我們背後潛意識凍結的色彩波頻。

務必嘗試選用自己最不想用、最討厭的顏色的身體花晶，並且一定要利用所抗拒的顏色的花晶主題來做身心覺察。

例如抗拒 **2 號花晶**的顏色，除了要加強注意第二脈輪婦科泌尿的健康外，更要針對與母親的關係作深度的覺察，如果自己是女性性別，要特別深入女性創傷意識的療癒釋放。

◎無形嗅覺療癒

每支身體花晶都有獨特的香氣，是以無形無相的樣態，經由「嗅覺神經」影響大腦邊緣系統區域，深入到內在心靈的調頻、潛意識的釋放，**屬於身心靈的「心」**。

潛意識是立即、快速、不經思考的；每人的創傷印記不同，對不同氣味的反應、喜好、情緒感受也都是不一樣的。

例如：當你心情很好、感到幸福愉悅時，若聞到不好的氣味，或你不喜歡的味道，馬上就會「感到不開心」，甚至開始有點煩躁。而當你心情低落、雜事纏身時，若能聞到好聞的氣味，或是你喜歡的味道，你也會馬上「感到放鬆舒坦」，甚至開始有愉悅感。

當我們聞到某種氣味，無論你喜歡或不喜歡，都會有與之相應的

情緒感受、記憶（印記）浮現。那是因為「無形的嗅覺」會直接貫穿到潛意識，自動勾出不為人知的內在訊息。

好比有人聞到香菸的氣味，可能就會不自覺地想起某位家人，如果自己與這位家人有著情緒凍結的創傷記憶，可能就會「一聞到菸味就有相對的情緒浮現」。當然這與香菸無關，而是與被香菸勾起的「創傷印記」有關。

也有人在聞到特定的香水氣味時，想起某任交往對象，如果自己對感情關係沒有深入的覺察，很可能就會將內在小孩早已存在的「寂寞、孤單、不配得感」，與那一任感情對象畫上等號，進而投射到特定的香水氣味中；此時就會發生「一聞到與某人一樣的氣味就會引發心痛、想起情傷回憶」。但這與香水無關，也與對象無關，而是和自己仍然沒有認領的內在小孩有關。

在我們真正往內覺察以前，這些創傷的印記會持續被埋藏在潛意識中，經由不定時的「嗅覺」觸發創傷刺激。

我會建議：要刻意加強使用「聞起來不喜歡／聞起是臭味／聞不到香氣」的身體花晶，因為背後必有對應的「潛意識機制」。

我們用嗅覺聞到各種花晶的氣味所浮現的**當下感受**，正是身體花晶的第二道療癒：「嗅覺療癒」。

「嗅覺療癒」是利用天然植物的氣味能量、釋放深層的潛意識印記。對特定花晶氣味的排斥程度，會直接反映出相關主題的創傷凍結程度。

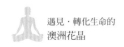

　　所以我們愈不喜歡的花晶氣味，或聞起來感覺是惡臭，或聞不到味道（只聞得到天然白蘭地的氣味）都是潛意識的自動保護機制，代表那些身體花晶的頻率正是我們當下最需要、最能震盪出潛意識深度凍結的能量。

　　舉例來說，不喜歡**心靈修護**花晶氣味的人，對自己難以溫柔，也經常僵硬待人；經常在親密關係中採取封閉防禦的模式；因潛意識對陰性能量、女性特質、母親關係都有著連貫的創傷凍結，潛意識就會**對心靈修護產生防禦**，讓我們「不喜歡」它的氣味，但它所蘊含的療癒能量，卻往往是我們最需要的。

　　而聞不到**意識轉化**真實香氣的人，或直接感覺是惡臭的人，可能在兒時曾與父母一起經歷重大的變故，導致創傷信念為「打死不變」；成年後所思所想極為固化，難以在適當時機作出改變，經常讓人生局面拖延到「不得不」的被迫處境才變動；不斷在害怕改變的創傷信念中，全然複製兒時的創傷體驗，使人生難以開擴更高格局。

◎高頻能量交換

　　每支身體花晶都具有極為渾厚的高頻能量，每種花晶的能量都是針對不同身體部位的厚重印記。

　　當我們將渾厚能量的身體花晶使用在身體上，就是將高頻能量注入、低頻印記釋放；身體原有的創傷凍結／低頻印記，會與穿透而進的高頻能量花晶產生共振，凍結印記會被碎化、流動、釋出。屬於身

心靈的「身心合一」。這時很可能會發生各種身心層面的震盪效應，也就是療癒過程中常常說的「好轉反應」。

　　當身體的印記愈厚重，代表創傷能量愈低頻，那麼在使用花晶時的能量震盪自然也會愈劇烈，「好轉反應」便會更多、更明顯。這是為何很多人在使用身體花晶的初期會有很多療癒反應，但隨著覺察的深度愈深，療癒的轉化愈多，好轉反應反而會愈來愈少。

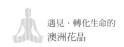
重新串聯身心解離
擊破情緒凍結無感的麻木狀態

身體記錄著所有一切的印記，凡是形成印記的皆是低頻能量，所有低頻能量都會有創傷感受。而潛意識又天生對創傷感有著自我保護機制，這個機制會讓我們總是「不想、不願、不敢」深入探究印記背後的內在凍結。

因此很多人對身體的感知及自己情緒感受是屬於切斷、無感、麻木的狀態；這是潛意識為了生存，將創傷印記牢牢冰凍的自我保護模式，也就是所謂的情緒凍結、身心解離。

但身體就是潛意識、身體就是命運模式，我們對身體解離，就是放任身體印記主導、陷入舊有命運模式的無限輪迴。如同你是車子的主人，卻讓車子開啟了自動導航與駕駛模式，你坐在車內，對目的地一無所知，也毫無主導能力，就連要去什麼地方，為何來到這裡，又該怎麼離去都無力自主。

身體覺察可以幫助我們將解離的身心狀態重新串聯，釋放被凍結在身體中的潛意識訊息；而利用澳洲花晶做身心覺察，更如同幫助身體升級為超級跑車，大大催化整個身心療癒的過程，**在自我負責的意願中**，強力又安全地進行深度清理。使心靈意識能伴隨印記的釋放有更快速的轉化，停止身體印記的自動化導航與駕駛模擬，重新掌握車子的方向盤，從身心覺察中拾回生命的主導權，讓無限輪迴的命運模

式被改寫。

澳洲花晶身體花晶全系列與**身心覺察**一樣，是遵循身心靈的階梯，幫助人從身體一步一腳印進入心靈，為**自我療癒**提供絕佳的輔助，如此正知正見的療癒之旅，讓人絕不偏倚。

在釋放厚重印記的創傷能量時，澳洲花晶能協助個人的穩定性及安全性。

每個真實的療癒過程，都會歷經「內在陣痛、內在生產」，這是在將「新的自己生出來」，也就是所謂的「療癒、轉化、重生」。

但有很多人因為身心能量不足，會在療癒過程中，反被閉鎖已久而積累的龐大情緒能量給淹沒；無法對自己有更進一步的覺察與療癒。也有人因能量太低落，意識層次被侷限，對覺察療癒只能用頭腦去解讀，容易在自我療癒的過程中，陷入頭腦記憶的創傷故事裡，變成「心腦分離」，沉溺在故事細節，加深自己的「受害立場、創傷信念、受苦模式」。

我們在身心能量極度低迷時，貿然進行自我療癒的過程，會很容易陷落低頻的創傷能量裡；這時就會有如進入「療癒難產」的靈魂暗夜中，讓本應是自我療癒的過程，演變成對創傷情緒無法自拔的結果。

利用澳洲花晶的雙重能量頻率進行身心覺察，可以穩定又正確地釋放極深層的情緒印記，讓我們不會陷落在過往的情緒能量中；在歷經療癒過程中必經的「內在陣痛、內在生產」時，更可在身心能量充足的狀態中，安全順利地穿越轉化重生的過程，使母（成人自我／表

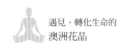
意識）子（內在小孩／潛意識）均安。當我們一次又一次地在心靈陣痛中，保持自我負責的願心，落實身體覺察，便會成功地經過心靈產道，把新的自己生出來。這時便完成「真正的療癒」，將收獲到與之相符的「轉化、重生」。

澳洲花晶的能量系統亦是遵循身心靈的階梯性，可以在我們有真實覺察的意願下，完整協助身心覺察的深度，幫助我們快速又不偏移地進入療癒轉化的旅程。

療癒煉金坊學院是首位被澳洲花晶創辦人授權培訓師資並核發證書的澳洲花晶能量轉化療癒師——國際培訓教學單位。現今坊間所有提及身心覺察與澳洲花晶的教學課程，都是出自本學院早期的舊式教學內容。

療癒煉金坊學院的教學核心是「身心覺察為主，能量工具為輔」：唯有正知正見的覺察心法，方能正確的使用能量功法，協助自己進入真正的療癒轉化，親自見證生命不可思議的無限可能。

渾厚七大脈輪花晶 01

第1脈輪——海底輪
開展靈性層次的關鍵基礎

第 1 脈輪是我們至關重要的物質能量中心，也是我們的意識能否順利開展到靈性層次的關鍵基礎。

第 1 脈輪與第 7 脈輪（頂輪）相互對應，使我們在物質面能真正有效率地「作為」，如此才能進入靈性層次的「無為」：我們的行動力將更少受到過去的創傷經驗綑綁，更加擁有主導生命方向的能力，可以「身處當下」創造未來的全新道路改寫命運，我們不僅能開啟物質生命的最高實踐能力，實現自我夢想、願景、藍圖的行動，更能進一步超越故事背景、在內在心靈重建自己的原生家庭、親手穩固物質生命的根基。

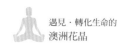
第1脈輪各身體部位的潛意識訊息

身體各部位所展現的徵象，都透露著潛意識的訊息，我們將依據部位詳述如下。

1. 腳底板、腳趾頭

腳底板和腳趾頭象徵的是我們能否安穩地站立，信任自己可以立足大地。細微的徵象如：

足底筋膜炎、腳底有死皮硬繭或明顯的粗糙感

都和第1脈輪的腎臟有關（詳細說明見第46頁），直接連結我們兒時在原生家庭中的創傷感受，因此深信自己無所依靠。

腳趾變形、腳趾外翻

走路踏步時習慣重心前傾用力，於是擠壓到腳掌骨頭，導致變型。源於潛意識「害怕自己無法站穩」，並且不信任「自己是有所依靠的」，對應兒時在原生家庭中的生存不安全感，內在小孩感到自己未能獲得父母足夠的支持，於是呈現在我們走路踏步時重心習慣前傾用力，身體印記反映的是「我不能倒，倒了不會有人幫我，我必須靠自己用力地站著。」

腳前跟死皮

兒時承接父母較多的否定與貶低，導致個性較懦弱畏縮，因內在的羞愧感較強、不喜被關注，走路習慣躡腳前傾、作事小心翼翼，符

合內在生存信念：「我倒了不會有人來幫我，所以我必須小心，不能倒下。」

腳後跟死皮

原生家庭較多生存壓力的氛圍，導致個性必須強勢彰顯，兒時曾有不受重視、冷落、疏離、排擠等創傷感受，因此想「加重自我存在感」，走路習慣用力踏步在後、行事較強勢，符合內在生存信念：「我要靠我自己、並且我要成為家人的依靠、證明我的價值。」

腳趾不自覺地抓地

不相信自己能安然平穩地立足於天地之間，始於原生家庭的支持感薄弱。

2. 腳踝

腳踝對應著我們在面對生命中的選擇時，是否能有彈性的適時切換。例如：能否適時選擇更好的去向、或是當機立斷的離開不適合的關係或位置。

腳踝若有受過傷或舊疾，通常代表當時深陷「進退兩難」的生命情境，或是「極度不願意面對改變」的內在拉扯。這也對應到兒時在原生家庭的成長過程中，或許有過劇烈的變動，於是對「生活、關係、環境的改變」有著自動化的抗拒及受傷感。

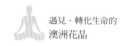
3.小腿、大腿

對應我們內在是否有足夠的力量支持自己的「站立」，也對應我們兒時在原生家庭中是否有「有所依靠」的安全感。有些人的兒時成長過程深信「只能依靠自己」，咬緊牙根的執念會造成大小腿肌肉過度緊繃僵硬；也有些人的成長過程深信「自己是無所依靠的」，這種消極信念則會大小腿肌肉鬆弛、鬆軟。

以上兩個兒時信念看似一樣，但內含的情緒主項不同，脈輪是1-3-5對應，前者信念傾向「第3脈輪右肝膽能量」，後者信念傾向「第3脈輪左脾胃能量」。

4.膝蓋、腰椎

腰椎是整條脊椎核心關鍵的支撐底盤，象徵原生家庭（生命根基）在童年時期的支持力量。腰椎往上影響著胸椎，並延伸到手部關節及頭骨（腺體），腰椎往下影響著下半身的關節骨骼是否有足夠彈性力量，若彈性力量不足，則容易造成骨骼骨盆變形與關節筋膜移位。

膝蓋、腰椎、頸椎是一體的，若以上任一處有症狀，都是反映兒時在原生家庭的被支持感薄弱，內在也會缺乏對自己的支持力量，只能被迫透支自我，對生存感到極不安全，無法輕易信任成年後的生命發展，這樣的兒時印記會使我們過度透支使用膝蓋、腰椎、頸椎的身體能量，因而產生這些部位的相關症狀。

第 1 脈輪──海底輪

物質生命的根基，原生家庭的結構

生命的行動力、生命的基底
創造的實踐力

拙火底輪、腰部及以下
下半身全區：整個腳底、腳趾、腳踝、
大腿、鼠蹊、下體性器官、整片尾椎

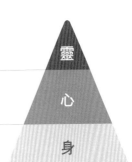

靈

心

身

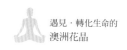
5.大腿鼠蹊淋巴（腹股溝）

大腿鼠蹊對應的是我們走路時是否能夠輕鬆地邁開步伐。它的動作能反映出我們外在的行動力、實踐能力是否具有效率，以及對應兒時在原生家庭的經驗是自我肯定或自我否定。

6.腎臟、心臟、血液、全身骨骼

腎臟主氣，是對應原生家庭的生存安全感；心臟主血，血脈是「物質化的氣脈」；下半身對應第 1 脈輪，同時也是人稱「人體第二個心臟」；全身骨骼象徵個人信念系統、也是原生家庭傳承的家族印記，通常第 1 脈輪的覺察療癒會帶來「身體骨骼的正位」，這是反映出對生命信念的轉變、物質命運的改寫。細微的徵象如：

腎臟疾病

通常兒時在原生家庭的成長結構便支離破碎，從小生命根基極不穩固，長期遭受極度的不安全感，便容易造成腎臟器官的問題。

下肢容易瘀青、產生不明瘀血

原生家庭的兒時印記使腎臟儲存許多生存恐懼，導致腎氣不足，影響心臟血液循環弱化，使「人體第二個心臟：下肢」血液流動緩慢／停滯，堆積毒素雜質，當血管因彈性疲乏而產生破裂，使流動不良而腐敗的瘀血浮出，便會經常出現「不明的瘀青瘀血」。

骨骼歪斜

人體的皮血肉臟皆在骨骼之上，骨骼是象徵一個人身體（生命）

的底座（信念）。當底座（信念／骨骼）不正，往上的建築（命運／肌肉架構）也會歪斜。

腎氣足，才能帶動心臟對應的血脈，使全身血循系統暢通。只有當血液循環良好、血液行遍全身，才能滋養全身骨骼，使骨骼強健穩固。

很多人有骨質疏鬆或相關問題並非缺鈣，而是腎臟被太多原生家庭對生存匱乏的兒時印記弱化，導致腎氣不足（氣虛）、心臟無力、血脈不通、血液流動不良、難以正常含氧輸氧，致使骨骼無法獲取足夠養分。

以上皆反映出一個人在原生家庭中的兒時印記，以及成年後的情緒印記、潛意識信念系統。

理解骨骼歪斜的原因後，就能理解為何很多人整骨無用：

長期被歪斜的骨骼所形塑的肌肉筋膜已非正位，就如同一件早已變型的塑身衣，即便整骨使骨頭回到原位，仍會被已經「不對位」的肌筋膜拉扯而移位。身體本身沒有問題，骨架就不會自動歪斜，骨架歪斜的外在問題，是內在因素所引起。若只針對解決「外在問題」（整骨），沒有一併化解「內在原因」（信念），我們仍會周而復始地被內在心靈形塑身體症狀。

即使有人相信骨骼／脊椎錯位是因姿勢不良，但身體就是潛意識，我們在無意識中產生的「姿勢不良」仍然出自「內在狀態」。當「內在信念」處於「創傷→無力→匱乏」，那「外在身體」必然反映出「肌

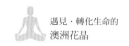
肉沒有力量→導致姿勢不良→骨骼必然歪斜」的現象。

7. 下體、性器官、肛門

下體、性器官、肛門反映的是第 1 脈輪的行動力是否平衡，是屬於正向的創造動力或負向的自我毀滅動力。

女性下體發炎

所有下體發炎都是對性、對母親，及對身為女性身分的羞愧、批判與憤怒；這是女性集體的創傷意識。女性下體發炎是內在小孩不得不承接母親對自我陰性的貶低、閹割女性力量的憤怒，既無聲又極具毀滅性；這份對自我的毀滅，也會同步貫穿到生命之源：「性」的羞愧感。

每個女性對「身為一個女人的價值認同」，都是來自母親給予的印象及灌輸，若女性的內在小女孩對母親有未能化解的憤怒、悲傷等創傷感受，會在潛意識也同樣批判與母親相同性別的自己，對母親的情緒凍結，會連帶投射到自己身上，便容易在下體產生發炎的症狀。

因此每個女性的婦科、乳房、下體症狀，皆毫無例外地與內在心靈對母親真實的情緒感受有關；下體反覆發炎者，會有明顯自我毀滅的人生循環，會在健康、金錢、關係中不自覺地自我傷害。

屁股

屬於自我保護機制，屁股的任何症狀都是在原生家庭中就升起的內在防備。

便祕

　　體內長期發生囤積廢物，產生慣性便祕，是象徵內在心靈對陳年舊創的執著。長期便祕的人，總能彷彿「如昨日一般」地重提陳年舊事，讓自己總是受困於「過去的發生」。也容易有「囤物癖、購物症」等內在匱乏的貪著現象，於是家中會累積許多不必要的雜物，也會經常無意識地購入不需要的多餘物品，意圖以「物質的數量」填充自己，而失去了「生命的質量」。

痔瘡

　　當我們的內在小孩太害怕失去的感受，連必須放手的過往都緊緊抓著陳舊記憶不放，這樣的內在心理，勢必造成身體排洩廢物的出口血液堵塞。當肛門口血液循環受到阻礙，便會形成痔瘡。痔瘡是第 1 脈輪對應的血液受阻，象徵內在小孩對原生家庭兒時記憶的執著。

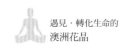
對應身體各部位，選擇適合自己的花晶

腳底板、腳趾頭、腳踝、小腿、大腿、膝蓋、腰椎、大腿鼠蹊淋巴（腹股溝）

※ 所有與上述身體部位相關的身體狀態，都建議在第1脈輪加強使用「1號花晶」
與「氣結釋放」及「財運之星」和「身體修護」，在1到6脈輪使用「光子花
鑰霜」，在1-2-3脈輪使用「火彩油」；搭配口服花晶「原動力」、「創造力」、
「能量」、「彩虹揚昇」。

腎臟、心臟、血液、全身骨骼

※ 所有與腎臟相關的身體狀態，都建議在1-2脈輪加強使用「1號花晶」與「氣結
釋放」及「純淨極光」和「身體修護」，在1到6脈輪使用「光子花鑰霜」，
使用「Moor」全身搓洗，加強1-2脈輪，在1-2-3脈輪「火彩油」；搭配口服
花晶「原動力」、「創造力」、「能量」。

※ 所有跟下肢瘀青有關的身體狀態，建議在第1脈輪加強使用「1號花晶」及「氣
結釋放」與「身體修護」，在1到6脈輪使用「光子花鑰霜」，在1-2脈輪使用「氣
結彩油」；搭配口服花晶「原動力」、「創造力」、「能量」、「彩虹揚昇」。

※ 所有與骨骼相關的身體狀態，都建議在1-2脈輪加強使用「1號花晶」與「2號
花晶」及「氣結釋放」和「身體修護」，在1到6脈輪全身使用「光子花鑰霜」，
在1-2-3脈輪使用「黃金彩油」；搭配口服花晶「原動力」、「創造力」、「能
量」。

以上花晶工具搭配第1脈輪的身心覺察，將發生內在對生存信念的轉變、同步在身
體骨骼上發生變化，帶來「身體骨骼的正位」。

下體、性器官、肛門

※ 所有與下體相關的身體狀態，都建議加強使用「1號花晶」、「2號花晶」、「心
靈修護」、「純淨極光」、「身體修護」，以上疊加使用在1-2脈輪與下體，
在1到6脈輪全身使用「光子花鑰霜」，使用「Moor」全身搓洗，加強1-2脈輪！

以及全身適用的「極光彩油」；搭配口服花晶「大地之母」、「親密情」、「關係花園」、「身心淨化」、「急救」。

※ **將身體花晶使用在第 1 脈輪下體部位的說明**

澳洲花晶全系列工具皆採用純天然成分，是以天然植物製作的白蘭地取代化學合成的防腐劑，因此要將身體花晶使用在眼睛周圍、整張臉部、下體黏膜處（陰莖／陰道口／尿道口／肛門）時，都建議先以 5-10 滴的身體花晶（可以疊加一種以上的身體花晶）與 10 元硬幣大小的光子花鑰霜或光子寶寶霜均勻混合後，再直接使用在臉部、眼睛周圍、下體黏膜處。

將身體花晶使用在第 1 脈輪下體部位的説明合，輕柔仔細地撫觸自己的下體：

1. 好好觸碰恥骨的形狀及大小陰唇的皺摺

2. 放慢指尖去感受陰蒂的敏感

3. 感受尿道口、陰道口黏膜邊緣的觸感

4. 輕柔撫觸會陰的肌膚及肛門口與股縫的每個皺摺

以上是看似非常簡單卻無比滲透的女性身體療癒，請每天帶著對女人身體的敬重，在五分鐘內專注地進行；同時搭配口服花晶「大地之母」、「親密情」、「關係花園」、「身心淨化」，兩者雙管齊下，將深度釋放女性集體意識中的創傷印記，讓女性天生內建又浩瀚無窮的陰性力量得以甦醒。

※ **與屁股、肛門相關的身體狀態**，都建議在第 1 脈輪加強使用「1 號花晶」與「氣結釋放」，在 1 到 6 脈輪使用「光子花鑰霜」，在 1-2-3 脈輪「火彩油」；搭配口服花晶「原動力」、「創造力」、「能量」、「身心淨化」。

※ **與便祕、痔瘡相關的身體狀態**，都建議在第 1 脈輪加強使用「1 號花晶」與「氣結釋放」，在 1 到 6 脈輪使用「光子花鑰霜」，在 1-2-3 脈輪使用「火彩油」；搭配口服花晶「原動力」、「創造力」、「能量」、「身心淨化」。

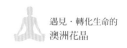

第 1 脈輪的失衡狀態

狀態一：拖延、懶散、慢性自我毀滅（失敗受辱的創傷）

在兒時的成長過程中，若不斷遭遇到「帶有被羞辱感的否定」，就會導致成年後不斷用失敗的眼光看待自己，並且因為內在小孩的羞愧感而起的自我憤怒，會產生帶有自我毀滅性質的「消極、懶散、拖延、不行動」的外在模式，是避免面對「即使付諸行動卻仍然失敗」的自己，於是「寧願放棄成長成功的可能」，讓自己的生命動力遭受停滯。

長期處在第一種失衡狀態的身體，因為腎臟積存恐懼，影響泌尿排水，下半身容易鬆軟水腫；且因長期失去效率動力，拖慢身體循環系統，也會導致循環代謝較一般人慢；反映內在習慣自我打擊的無力感，會使肌肉系統疲軟無力；腎氣不足則會影響心行血氣，使心肺功能弱，膚色通常偏白；不由自主抓取的受害感，致使自己吞忍心酸苦水感受，脾胃功能不佳。

◎針對失衡狀態一的花晶療癒建議

長期處於在第 1 脈輪第一種失衡的個案，建議在第 1 脈輪加強使用「1 號花晶」與「氣結釋放」，打通精微氣脈，在 1-3 脈輪使用「財運之星」，在 1 到 6 脈輪使用「光子花鑰霜」，並搭配口服花晶「原動力」、「創造力」、「豐富力」、「能量」、「彩虹揚昇」，讓踏出的行動力事半功倍、百發百中，啟動「第 3 脈輪的陽剛意志」、發

動「第1脈輪的正向行動」、連結「第5脈輪的生命主導」。

狀態二：瞎忙、焦慮不安地胡亂行動（兒時的驚恐內疚）

處於這個面向的人們通常「很忙、事情很多、時間總是不夠」，然而即使那麼忙碌地行動著，他們卻很少有「正向的創造」、「成功的展現」，因為他們所有的行動都只是為了掩埋「深層的焦慮」，也就是「相信自己幫不上忙、沒有貢獻」的內疚感。

通常在這樣的人的兒時成長過程中，都有父母非常辛苦忙碌的印象，或是父母習慣對孩子抱怨自己的付出或犧牲，例如：「要不是因為你，我也不會這麼辛苦、爸媽辛苦全都是為了你！」使得幼年無力付出回報的孩子在心中產生了巨大的內疚與自責，內在小孩的聲音是「我沒有貢獻、我沒有用、我幫不上忙、我拖累了父母……」形成「沒用的自己會連累至愛的人／沒有用的自己不值得被愛」的創傷信念，於是成年後會不允許自己「閒下來、沒事做」。

因為他們儲存著「無能行動＝沒有貢獻＝幫不上忙＝拖累父母＝自己是沒有被愛資格的孩子」的兒時印記，於是成年後會不斷以消耗身心能量的「靜不下來、焦慮瞎忙、胡亂行動」去彌補（懲罰）兒時深感內疚的內在小孩。

長期處在第二種失衡狀態的身體狀態，常會因為長期的焦慮感凍結了腸胃功能，而導致消化系統不良；或是因為日常思緒過亂造成神經系統失衡、腦神經衰弱，而導致睡眠品質不良；並且因為內在焦慮

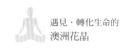
的自主刺激易使腎上腺素與甲狀腺亢進，所以身型通常較瘦。

◎針對失衡狀態二的花晶療癒建議

　　長期處於第二種失衡的個案，建議在第 1 脈輪加強使用「1 號花晶」加「氣結釋放」，打通精微氣脈、開通心腎血脈，在 1-3 脈輪使用「財運之星」，在 1 到 6 脈輪使用「光子花鑰霜」；搭配口服花晶「原動力」、「創造力」、「能量」、「寧靜心」。在沉靜中直面自己長期以外在的胡亂瞎忙試圖掩蓋的「害怕沒事做＝沒價值＝不配被愛的內疚感」，釋放深埋底層的委屈、不安與心碎，將能開始允許自己「以飽滿的自信展開有效率的行動力」。

狀態三：爭奪輸贏優劣的快狠準行動（無法鬆懈的求生）

　　這個失衡面向的人，較容易基於「競爭心、怕輸、怕不夠優秀」的生存恐懼而產生積極性的創造行為，於是經常被人誤認成是第 1 脈輪的平衡狀態，然而行動力的真正平衡，是基於正向的生命動力（正向信念）而呈現出的創造行為，是具有對生命的信任，因此會有共好、共有、共贏的豐盛意識。

　　但處於「快狠準的行動力」的人，背後有著競爭輸贏的狠勁，難以兼顧關係中的和諧；他們通常在兒時常受到來自父母極為嚴苛的要求、形成「有能力（贏）的人才值得被愛（活著）」的「創傷信念」，成年後容易物化自我的生命價值，視「外在成就」為「能否被愛」的標準、資格，使他們非常看重物質化的成功並盡力爭取，很害怕萬一

第 1 脈輪──海底輪

最高平衡 vs 失衡狀態

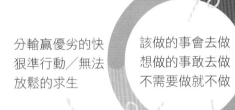

瞎忙／焦慮不安
的亂行動／兒時
的驚恐內疚

分輸贏優劣的快
狠準行動／無法
放鬆的求生

該做的事會去做
想做的事敢去做
不需要做就不做

拖延懶散／慢性
自我毀滅
失敗受辱的創傷

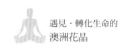
行動不夠有效率，沒有辦法持續保持正向優越的感覺，就等於「輸了」，並常以「自我優越感」去掩蓋底層的生存恐懼，在與他人的關係中容易產生「你死我活的較勁」，極易產生嫉妒與好勝的心態，而與人發生矛盾衝突。

長期處在第三種失衡的身體狀態和上一種失衡一樣，都有消化系統不良、睡眠品質不佳的現象，「輸贏死活」的競爭意識容易刺激腎上腺素的「戰鬥意識」與甲狀腺亢進，使身心長期緊繃，全身肌肉，尤其是下半身，易如盔甲般堅硬厚實；長期對生存恐懼引發的怒火，則會導致肝膽解毒功能失調、毒素堆積，使膚色暗沉、體內慢性發炎。

◎針對失衡狀態三的花晶療癒建議

長期處於在第 1 脈輪第三種失衡的個案，建議在第 1 脈輪使用「1 號花晶」與「氣結釋放」，打通精微氣脈、開通心腎血脈，在 1-2-4 脈輪使用「心靈修護」；搭配口服花晶「大地之母」、「豐富力」、「關係花園」、「理性與感性」。讓行動力注入「輕鬆、彈性、共好」的生命力，對自己與他人都會有更柔軟的包容及真心的理解，將原本「充滿競爭性的快狠準動力」，進化為「創造群體一同豐盛的行動力」。

以上是第 1 脈輪失衡時的三大狀態，我們在落實身心覺察，將每一個面向的自己都一一認領回來前，極有可能處於「所有失衡的面向都同時並存」的狀態，差別只在內隱或是外顯；例如也許有人外在是第 1 脈輪失衡一的消極不行動，內在卻也有著第 1 脈輪失衡二的焦慮

與自責；或也許有人外在是第 1 脈輪失衡三的快狠準競爭型的行動，但內裡也有著第 1 脈輪失衡一的羞愧脆弱，以及失衡二的害怕沒有貢獻的內疚自責；以上全部是同一個等待被看見、聆聽，渴望表達的內在孩子。

第 1 脈輪的靈性對應是原生家庭，當身體第 1 脈輪發生真實的療癒轉化，我們頭腦對原生家庭的過往記憶雖不會消失，但會有真實的能力以內在父母之姿，撫養被凍結在過去的內在小孩成長，等於在內在心靈重建自己的原生家庭，不再受困於物質時間的兒時體驗中，停止將「早已過去」的童年創傷及父母親的命運複製到現在與未來的人生裡。

第 1 脈輪所有身體部位皆有完整的身心靈訊息／潛意識信念，**利用澳洲花晶落實第 1 脈輪的身心覺察：將會釋放深度的身體印記、兒時創傷印記，必會大幅增加身心覺察與自我療癒的能力**，發揮行動力的最高平衡，破除自毀的消極、懶散、拖延、不行動的外在模式，深入自己內在深層的羞愧感，誠實揭開內心的投射，照見對自己諸多批判，深入聆聽內心不斷自我打擊的聲音，一次次釋放內在小孩的心痛，因而活出豐盛（金錢／工作／關係／成就感）的動力，**親自活出改寫命運、轉化生命的奇蹟。**

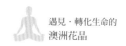

與第 1 脈輪對應的
「1 號花晶」

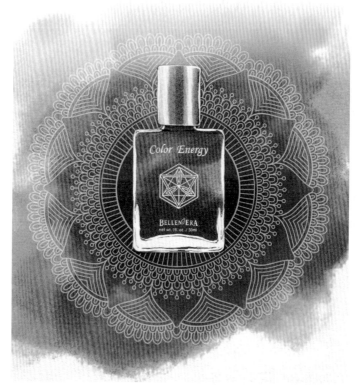

「1 號花晶」Colour Energy：Chakra 1

全成分

水、白蘭地、雪松、沒藥、廣藿香、犬狀玫瑰、巨頭花、水之畔、
鳶尾花、紅寶石、赤鐵礦

「1 號花晶」的適用部位與身體療癒

◎ 「1 號花晶」對應的是第 1 脈輪／海底輪／土元素。

◎ 適用於下半身全區、腳底、腳趾頭、腳踝環擦、膝蓋環擦、大腿鼠蹊環擦、整片腰椎；可每天將 7-10 滴的「1 號花晶」混合「光子花鑰霜」擦拭下體全區，將啟動拙火性能量。

◎ 「1 號花晶」的顏色是鮮豔的紅色，從視覺療癒的角度反映出真實的生命力、發自內心的自我熱情，以及富有積極創造行動能力。

◎ 對 1 號花晶的顏色或氣味感到排斥、冷感，或反感的人，通常對生命長期喪失熱情感，根源是潛意識心靈拒絕與原生家庭和解，致使內在小孩受困於失去生命源頭的創傷信念；這份缺乏源頭之愛與支持的悲憤感，會轉向自我毀滅的模式，難以活出 1 號花晶所代表的生命熱情、內在活力、也無法發揮富有創造力量的積極行動力。

「1 號花晶」使用注意事項

　　一、我們愈排斥某些顏色或氣味的身體花晶，就代表該花晶的能量頻率直接共振潛意識最需面對的創傷凍結，潛意識的自我保護機制才會以「抗拒、不喜歡、覺得不重要／不需要／沒有用」的表意識感受讓我們自主略過、迴避、避免觸碰。

　　如果不喜歡 1 號花晶的顏色或氣味，或認為自己根本不需要 1 號花晶，或頭腦直接以功能對應就判定 1 號花晶沒有用處的夥伴，我會建議**請刻意加強使用 1 號花晶**，潛意識必會透過身體能量轉換，共振

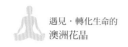
出意想不到的療癒釋放，發生出乎預料的生命變化。

二、由於身體花晶有兩道療癒（色彩療癒／嗅覺療癒），不建議將一種以上的身體花晶混合在一起使用。若想在同個脈輪部位疊加使用一種以上的身體花晶，請在該身體部位使用完一個花晶品項後，再接續疊用使用下一個花晶品項。

三、我們在使用身體花晶時，是在利用花晶的高頻能量去交換身體低頻的厚重能量（身體印記），所以在使用任何花晶時，都需**有意識地豐盛使用**。

豐盛使用花晶的定義是**擦到該部位感覺濕潤為止**，因為身體是有記憶的，我們若在對待身體時是匱乏、小氣、捨不得的心，身體會持續記錄相同的印記，也會散發相同的能量頻率，為我們吸引來同等匱乏、小氣、對自己無法大方的人事物境。但當我們因為了解身體的重要性，而在使用花晶時有意識地豐盛付出、大方使用，身體也會同步記錄，散發相同的能量頻率，為我們吸引來同等大方的人事物境，我們便可愈加輕易享有生命的豐盛。

四、澳洲花晶的高頻能量是釋放身體印記的絕佳輔助工具，但使用時必須落實身心覺察，才能利用花晶工具釋放身體印記、轉化人生命運，活出無限豐盛的精采生命。

所以使用身體花晶時，請留意以下的身心覺察線索：

1. 身體花晶的顏色如特別殘留在某身體部位，需額外加強補充，並請針對此花晶的主題及該身體部位的身心對應作自我覺察（請

重溫第 32 頁「身體花晶的第一道療癒：色彩視覺療癒」的說明）。

2. 在豐盛使用花晶時，不同身體部位所到達濕潤的程度是否不同？

舉例：也許使用 1 號花晶在左腳一至兩遍就足夠濕潤，但右腳也許需要使用三到四遍，說明第 1 脈輪的右腳較缺乏正向能量。

這時請利用身心覺察的線索進行自我覺察：

雙腳對應第 1 脈輪行動力；

右邊對應陽性力量／父親；

綜合以上，請進一步對比：

從小父親給予的支持感是否較薄弱？

身為孩子面對力量不足的父親有什麼樣的真實感受？

自己成年後在行動力上是否複製了父親的無力感？

或者必須替代無力的父親，成為原生家庭的支撐？

請在使用完身體花晶與口服花晶後，試著針對第 1 脈輪作深度覺察：

(1) 你兒時印象中的父母的行動力屬於以下何者？

　　不想行動或不敢行動？

　　焦慮瞎忙的胡亂行動？

　　快狠準的侵略型行動？

(2) 你又與誰的行動力模式最為相似？

(3) 從小父母是如何灌輸自己對生存的信念？（例如：一定要有好的工作才會有好的人生；一定要靠自己、沒人會真正幫你；

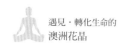
生存就是艱辛不易……等等）

(4) 兒時印象中的父母是否較弱勢，讓年幼的自己想反過來保護
父母？

(5) 回答完以上的覺察問題後，你有什麼樣的身體反應、情緒狀
態？

3. 在第 1 脈輪使用完身體花晶後，若發生相關療癒反應，請進行
對應的自我覺察：

(1) 頻尿（腎臟儲存過多的恐懼，透過水分外排）

(2) 疲累（釋放因生存恐懼而長期過度自我透支的模式）

(3) 下身關節不適（平衡第 1 脈輪的失衡行動力）

(4) 骨骼酸、麻、痛、冷、熱（平衡原生家庭原始信念）

(5) 下身瘀青瘀血（過去堆積的身體印記、有害物質及毒素透過
腐敗的血液浮現）

(6) 腳底乾燥脫皮（身體透過物質性的角質剝落釋放「原生家庭
生命根基極不安全」的兒時印記）

(7) 第 1 脈輪任一處起疹癢、熱、痛或無感（釋放體內因恐懼及
悲傷而積累的防禦性憤怒／發炎因子）

4. 當在第 1 脈輪使用身體花晶後發生相關好轉反應，請同步觀察
隨之而來的「好轉感受」：

身體消水輕盈並鬆動有力、下身肌膚彈性光澤、骨骼開始正位、
腎氣帶動下身血液循環（如有水腫會改善）、心臟呼吸更順暢有

力、帶動身體及臉部的肌膚保水度上升……

內在對生命的根基（原生家庭）開始重新建構、對生命的安全感／自我歸屬感提升、更少因焦慮瞎忙而行動（只為了頭腦定義的生存條件而做）、該做的事情會去做／想做的事情敢去做、開始願意持續落實會讓自己「活得好」的正向行動、能夠創造及積累人生的正面成果……

◎使用「1號花晶」時，每人的身心印記與療癒進程皆不相同，請勿抗拒或執著好轉反應的發生與否，只需謹記回歸身體覺察的本心，帶著理解、允許、陪伴所有的發生，生命的轉化必會隨之而來。

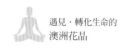
脈輪身體覺察部位

腳底、腳趾頭、腳踝環擦、膝蓋
環擦、大腿鼠蹊環擦、整片腰椎
最後將花晶混合花鑰霜擦拭整片
下體

脈輪針對花晶

1號、2號、氣結釋放
財運之星、兒童心靈
心靈修護

第 1 脈輪

脈輪延伸花晶

基因淨化、純淨極光
身體修護、彩虹光體

最後一道能量工具

光子花鑰霜、各花晶彩油

所有身體花晶使用完畢後的最後一道程序都是光子花鑰霜或各花晶彩油，將能加
強放大及延長所有身體花晶的時效。

　　療癒煉金坊學院的教學核心是「身心覺察為主，能量工具為輔」：澳洲
花晶必須搭配正知正見的**身心覺察**，才能真正釋放身體印記、療癒內在凍
結、轉化人生命運，親自見證生命不可思議的無限可能。

渾厚七大脈輪花晶 02

第2脈輪——生殖輪
擁有無限可能的創造能力

第2脈輪是我們創造所有物質的能力，記錄了我們每個人對「生命中的第一道關係：與母親的關係」。

我們與母親的關係，決定無限物質的創造能力，決定我們的性、伴侶，及兩性親密關係的品質，決定我們是能夠真實活出女性力量：「陰性力量：滋養萬物之靈的大地之母」的能力，以上都如實反映在我們身體的 2、4 脈輪區域。

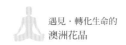
第2脈輪各身體部位的潛意識訊息

身體各部位所展現的徵象，都透露著潛意識的訊息，我們將依據部位詳述如下。

1. 生殖系統（女性骨盆腔／子宮／卵巢／輸卵管／賀爾蒙性腺）

每位女性的子宮都直接「對應母親的子宮」，任何與婦科生殖相關的大小症狀或疾病，都是反映出自己內在深處對母親的情緒凍結。這將導致女性在潛意識對自我陰性能量的摒棄、切割、抵制，難以真實融入身為女人、女兒、妻子、母親的身分，並會同步干擾所有親密關係（性、伴侶、婚姻、親子）的幸福和諧。

女性的子宮婦科是否健康，是決定親密關係屬於「相愛」或「相殺」的關鍵。

女人必須能正視自己的下體（孕育生命的性愛入口／生育生命的出口），很多女人基於女性的集體創傷意識，對偉大的女性下體（陰性能量象徵）感到極深地排拒，女人的陰性器官便易發生各種病變（子宮、卵巢、乳房）。

第 2 脈輪——生殖輪

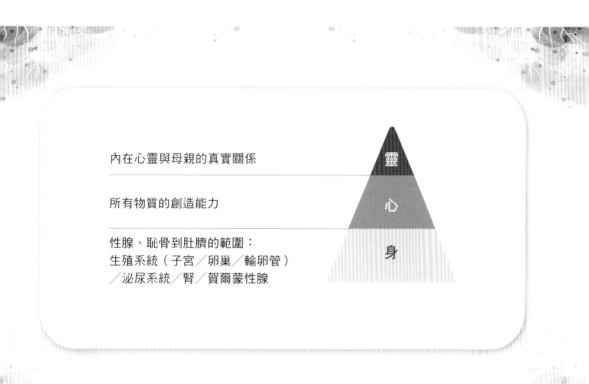

內在心靈與母親的真實關係

靈

所有物質的創造能力

心

性腺、恥骨到肚臍的範圍：
生殖系統（子宮／卵巢／輸卵管）
／泌尿系統／腎／賀爾蒙性腺

身

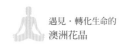
2. 泌尿系統（男女腎臟［腎氣］／膀胱／尿道／全身排水功能）

　　腎臟主腎氣，氣行血，血為水，因此腎臟主導身體的水元素系統。水為陰（母親），陰生陽（父親），人的生命初始在「羊水」（母親）中孕育完成，且人體百分之七十是由水分（陰性能量）構成，因此身體的腎臟與泌尿系統的狀態，完全反映出我們潛意識的母親課題，以及陰性能量是否平衡的指標。

3. 下腹腸道

　　第 2 脈輪的下腹腸道有「腹腦、人體第二大腦」之稱，是思言行的「思」的根源，也就是「情緒腦」，它直接影響第 6 脈輪的大腦中樞，也是決定第 4 脈輪免疫系統能否平衡的身體區域。

　　第 2 脈輪是從性能量到物質的創造能力，當我們在第 2 脈輪利用身體花晶落實身心覺察，能逐漸將每一個面向的自己一一認領回來，我們將能如同母親一樣，在「一切未知」中賦予生命毫無限制的可能性，活出第 2 脈輪的心靈對應：無限可能的創造能力。

　　第 2 脈輪所有身體部位皆有完整的身心靈訊息／潛意識信念，為自己加強 2-4-6 脈輪的身心覺察，將會明顯重啟內在的陰性能量，真正活出改寫命運、轉化生命的奇蹟。

對應身體各部位，選擇適合自己的花晶

生殖系統（女性骨盆腔／子宮／卵巢／輸卵管／賀爾蒙性腺）

※ 所有女性生殖系統問題（婦科症狀與病症、經量過多／過少、生理期疼痛、子宮肌瘤、巧克力囊腫）都是內在小女孩對母親的抗拒疏離，以及內心對自我女性身分的否定，建議在第 2 脈輪與下體加強使用「2 號花晶」，在第 1 脈輪與下體使用「1 號花晶」，在 1-2-3 脈輪使用「氣結釋放」，在 2-4 脈輪使用「心靈修護」，在 2-3 脈輪使用「情緒修護」，在第 2 脈輪使用「純淨極光」，在全身使用「Moor」，在 1 到 6 脈輪使用「光子花鑰霜」；搭配口服花晶「大地之母」、「關係花園」、「理性與感性」、「親密情」、「身心淨化」。

※ 將身體花晶使用在第 1 脈輪下體部位的說明

澳洲花晶全系列工具皆採用純天然成分，是以天然植物製作的白蘭地取代化學合成的防腐劑，因此要將身體花晶使用在眼睛周圍、整張臉部、下體黏膜處（陰莖／陰道口／尿道口／肛門）時，都建議先以 5-10 滴的身體花晶（可以疊加一種以上的身體花晶）與 10 元硬幣大小的光子花鑰霜或光子寶寶霜均勻混合後，再直接使用在臉部、眼睛周圍、下體黏膜處。

建議女性夥伴每天使用各 5-10 滴的「1 號花晶」+「2 號花晶」+「心靈修護」，與 10 元硬幣大小的「光子花鑰霜」混合，輕柔仔細地撫觸自己的下體：

1. 好好觸碰恥骨的形狀及大小陰唇的皺摺

2. 放慢指尖去感受陰蒂的敏感

3. 感受尿道口、陰道口黏膜邊緣的觸感

4. 輕柔撫觸會陰的肌膚及肛門口與股縫的每個皺摺

以上是看似非常簡單卻無比滲透的女性身體療癒，請每天帶著對女人身體的敬重，在五分鐘內專注地進行；同時搭配口服花晶「大地之母」、「親密情」、「關係花園」、「身心淨化」，兩者雙管齊下，將深度釋放女性集體意識中的創傷印記，讓女性天生內建又浩瀚無窮的陰性力量得以甦醒。

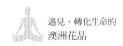
泌尿系統（男女腎臟（腎氣）／膀胱／尿道／全身排水功能）

※ 所有與泌尿腎臟相關的身體狀態，都建議在第 2 脈輪加強使用「2 號花晶」，
在 1-2 脈輪與下體使用「1 號花晶」，在 1-2-3 脈輪使用「氣結釋放」，在 1-2
脈輪使用「身體修護」，在 1 到 6 脈輪全身使用「光子花鑰霜」，在 1-2-3 脈
輪使用「火彩油」；搭配口服花晶「原動力」、「大地之母」、「能量」。

下腹腸道

※ 所有與下腹腸道相關的身體狀態，都建議在第 2 脈輪加強使用「2 號花晶」，
在第 3 脈輪使用「3 號花晶」，在 2-3 脈輪使用「情緒修護」，在 1-6 脈輪全
身使用「光子花鑰霜」，在 1-2-3 脈輪使用「火彩油」；搭配口服花晶「大地
之母」、「理性與感性」、「身心淨化」。

第 2 脈輪的失衡狀態

狀態一：匱乏消極／沒有創造的動力

當孩子潛意識有著「來自生命之神的創傷感受」，就會不敢、不願、不想在物質生命中有所展現，和第 1 脈輪的第一種失衡狀態一樣，會產生「自我毀滅」的意圖，潛意識內在小孩毫無邏輯的創傷信念：「是我不夠好，才不能被母親全然地愛著。不夠好的我不可能輕易創造。這樣的我不可能成功，我寧願消極、不爭取、不展現。」所以我們會不由自主地將外在現實形塑成內在信念的模樣，不主動邁向成長、成功的機會，經常呈現消極、無能、猶豫不決。

脈輪能量是從底層螺旋向上傳遞，因此，第 1 脈輪心靈對應的行動力會直接影響第 2 脈輪心靈對應的創造力，造成第 1 脈輪和第 2 脈輪的失衡狀態相互重疊，建議對照閱讀第 52 頁相關內容，幫助身心覺察。

長期處在第一種失衡狀態的身體，易有婦科冰寒、手腳冰冷的現象，子宮經血易不順，易產生內膜經血積累的相關症狀（如囊腫）。下半身易鬆軟水腫（腎臟積存恐懼，影響泌尿排水），循環代謝較一般人慢（長期失去效率動力，拖慢身體循環系統），肌肉系統疲軟無力（反映內在習慣自我打擊的無力感），膚色通常偏白（腎氣不足影響心行血氣、心肺功能弱），脾胃功能不佳（不由自主抓取的受害感，

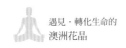
使自己壓抑心酸苦水感受），情緒容易陷入憂鬱。

◎針對失衡狀態一的花晶療癒建議

長期處於在第 2 脈輪第一種失衡的個案，建議在 1-2-3 脈輪加強使用「氣結釋放」，在第 1 脈輪與下體使用「1 號花晶」，在第 2 脈輪使用「2 號花晶」，在 1-3-5 脈輪使用「財運之星」，在 1-6 脈輪全身使用「光子花鑰霜」；搭配口服花晶「原動力」、「創造力」、「豐富力」、「能量」、「大地之母」：將能激活正向的物質創造力，有能力呵護自己的真實需求，有勇氣實現更高更遠的生命藍圖，並將這份對自己的勇氣力量，轉向開創幸福美滿的關係模式。

狀態二：反向的創造力／自我毀滅的創造

當潛意識有著「被生命之神的母親傷害」的創傷凍結，就會以此信念阻礙自己在物質生命中的正向創造，甚至會以「毀滅性的創造力」去「懲罰不夠好到被母親愛著的自己」，外在對母親／自己有著巨大的憤怒感受，內裡則是難以面對生命之神（母親）的恐懼（不被愛）與自責（不夠好）。

以上錯綜複雜的創傷凍結導致「外在的創造行動」（想成為更好的自己／可以被母親所愛的孩子），都是基於「內在的自我毀滅」（不相信自己配得母親的愛／必須自我懲罰）。

因此即便有想達成的目標，也願意發出行動，但仍可能做出對自己沒有幫助，甚至有害的選擇，所創造出來的結果很可能事倍功半或

事與願違，為自己帶來身體、金錢、關係中的損失。

　　長期處在第二種失衡狀態的身體，下體易發炎、內分泌失調、婦科系統（子宮、卵巢、輸卵管）易有堵塞，甚至會有囊腫、肌瘤或其他相關症狀，肝膽功能易失衡（承接過多的憤怒能量），皮膚易暗沉（自我羞愧引起的憤怒，導致體內慢性發炎）肌肉組織及關節筋膜僵硬緊繃（肝膽失衡導致毒素容易堆積在關節處），情緒易躁鬱。

◎針對失衡狀態二的花晶療癒建議

　　長期處於在第 2 脈輪第二種失衡的個案，建議在 1-2-3 脈輪加強使用「氣結釋放」，在第 1 脈輪與下體使用「1 號花晶」，在第 2 脈輪使用「2 號花晶」，在 2-3 脈輪使用「情緒修護」，在 1-6 脈輪全身使用「光子花鑰霜」；搭配口服花晶「原動力」、「創造力」、「豐富力」、「大地之母」：將釋放自己一直以來想透過外在努力去掩蓋的「羞愧感／失敗感／不配得感」，停止以自我毀滅的信念主導事與願違的反向創造，開始真實豐盛的正向創造。

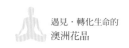
第 2 脈輪常見的延伸失衡狀態：
暴飲暴食、購物症、戀愛與性上癮

　　脈輪 2-4-6 對應，當母親以第 2 脈輪孕育生命後，會再以第 4 脈輪餵養母乳給孩子，「母乳就是物質性的母愛」。因此在每人的潛意識中：「食物等於愛。」如果兒時對母親有很多的疏離感、受傷感，成年後就會容易以食物填補對愛的空虛，這也是為何很多人在心情低落、失戀、遭遇生存壓力時容易用食物塞滿自己，我們真正想填補的其實是內在小孩對母愛的飢餓感。

　　暴飲暴食、嘴饞是內在對母愛的飢餓，很多人都有暴食、嘴饞的困擾，一般正常的「生理性飢餓」是在上腹部（第 3 脈輪消化系統），然而暴飲暴食、吃了還想再吃、明明不餓卻一直嘴饞的狀態，是屬於「心理性飢餓」，它發生在「下腹部第 2 脈輪對母愛的長期失落」。

　　這是「暴飲暴食」的人都很難控制自己的原因，即使經常在事後有強烈的罪惡感，也無法改變「使自己感到羞愧的飲食習慣與身材體態」，來自內在小孩感覺自己不被母親全然關愛時的潛意識信念：「一定是我不夠好，妳才不愛我。」

　　每人出生前都和母親經歷過「與神合一」般的「一體境界」，因此母親在每位孩子的潛意識中就是物質世界的神。當時母親是以「第 2 脈輪：肚臍」輸送她的「生理性養分＝內在生命力＝母愛」給我們，我們也是以「第 2 脈輪：臍帶」去接收母親的這份生命滋養。然而出

第 2 脈輪——海底輪

最高平衡 vs 失衡狀態

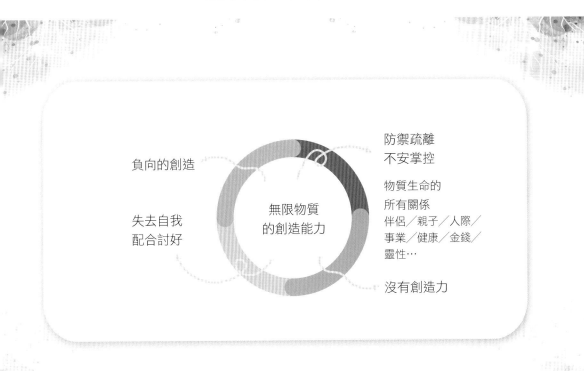

負向的創造

防禦疏離
不安掌控

物質生命的
所有關係
伴侶／親子／人際／
事業／健康／金錢／
靈性…

無限物質
的創造能力

失去自我
配合討好

沒有創造力

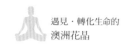

生時我們又體驗到「與神分裂」的「第一道傷痛」，這時母親會改以「第4脈輪：愛的容器＝乳房」灌溉「母乳＝物質性母愛」給我們，我們也改以「第5脈輪：口腔」去接收這份生命滋養。

以上過程，頭腦或許沒有記憶，但是身體都如實記錄著，因此我們在往後的人生中，只要感覺到「自己缺愛了」，就會從這份「身體的記憶」自動由「下腹部＝第2脈輪」發出「心理性飢餓」，然後再「無法自制」的以「第5脈輪：口腔」進食填補自己，因為那是我們出生後接收「生命之神母親」以「第4脈輪：愛的容器乳房」灌溉「母乳＝物質性母愛」的接收入口。

◎針對暴飲暴食與購物上癮的花晶療癒建議

建議在第1脈輪與下體加強使用「1號花晶」，在第2脈輪與下體使用「2號花晶」，在2-3-5脈輪使用「情緒修護」，在2-4-5脈輪使用「心靈修護」，在1-6脈輪全身使用「光子花鑰霜」；搭配口服花晶「大地之母」、「親密情」、「關係花園」。

戀愛飢渴、購物上癮也是一樣的成因，前者和「以性填補對愛的空虛感」一樣，是想藉由兩性親密的戀愛感受找尋渴望的親密母愛；後者則和「暴飲暴食、用食物塞滿自己」一樣是想用有形有相的物質來填塞內在小孩對母愛的匱乏感受。

有些人用「性上癮」來填補對母愛的飢渴，和暴飲暴食如出一轍：都是童年未被母親滿足的受傷孩子，在成年之後試圖「另尋出路」，於是轉移到「性器的交合」，也易發展使自己備感羞愧／罪惡感的關

係，例如：成為第三者或多重複雜的情感關係／性關係。

「性」是物質生命之源，物質生命必有「分」與「合」，男女無數次的性器交合、分離＝「性行為」，性行為後的精子卵子結合為受精卵，又無數次分裂細胞形成胎兒，胎兒在母體內結合為一體之境，然而出生又再次形成分離（分裂），物質生命就是不斷經驗著結合與分裂，而我們經驗得最多的分裂經驗是與「母親」有關。

◎針對戀愛飢渴與性上癮的花晶療癒建議

建議在第 1 脈輪與下體加強使用「1 號花晶」，在第 2 脈輪與下體使用「2 號花晶」，在 2-3-5 脈輪使用「情緒修護」，在 2-4-5 脈輪使用「心靈修護」，在 1-6 脈輪全身使用「光子花鑰霜」；搭配口服花晶「大地之母」、「親密情」、「關係花園」、「急救」。

第 2 脈輪包含的層面非常廣泛，從性能量到物質世界的創造能力，從與母親的關係延伸到女性集體意識，底層都同樣有一個等待被看見、聆聽，被允許表達的內在孩子，在我們落實身心覺察將每一個面向的自己都一一認領回來前，極有可能「同時並存著所有失衡的面向」，差別只在內隱或是外顯，全部都只是同一個等待被看見、聆聽，渴望被允許表達的內在孩子的吶喊。

無論我們經歷過什麼樣的故事情節，各自的身分背景有多麼不同，每人潛意識內在小孩的兒時印記都一模一樣，沒有任何人的印記會因為原生家庭的背景不同而有更重或較輕的區別，我們所能收獲的療癒

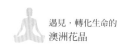
轉化也是絲毫沒有分別，這就是一體生命的慈悲：「全然平等性」，也是真正的覺察療癒必然具備的「絕對純粹性」。

第2脈輪所有的身體部位皆有完整的身心靈訊息／潛意識信念，**利用澳洲花晶落實第2脈輪的身心覺察，釋放深度的身體印記、兒時的創傷印記，將能深層化解內在小孩和母親之間的凍結，不僅能夠開啟物質生命的無限創造能力，更能將「第2脈輪」的物質創造能力、提升到「第4脈輪」的心靈創造能力，再擴展到「第6脈輪」的靈性創意連結，必定大幅增加身心覺察與自我療癒的能力，真正活出改寫命運、轉化生命的奇蹟。**

與第 2 脈輪對應的
「2 號花晶」

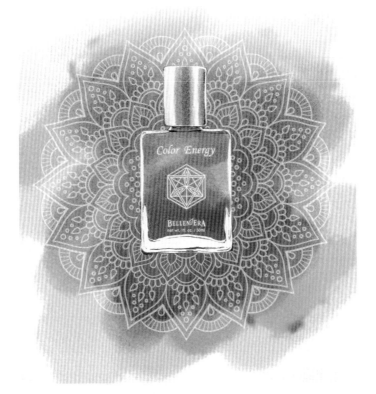

「2 號花晶」Colour Energy：Chakra 2

全成分

水、白蘭地、茉莉、玫瑰、檀香、伊蘭、絲柏、雌橡木、比利梅、
刷刷花、梔子花、金黃晶、瑪瑙

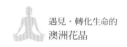

「2號花晶」使用注意事項

一、我們愈排斥某些顏色或氣味的身體花晶，就代表該花晶的能量頻率直接共振潛意識最需面對的創傷凍結，潛意識的自我保護機制才會以「抗拒、不喜歡、覺得不重要／不需要／沒有用」的表意識感受讓我們自主略過、迴避、避免觸碰。

如果不喜歡 2 號花晶的顏色或氣味，或認為自己根本不需要 2 號花晶，或頭腦直接以功能對應就判定 2 號花晶沒有用處的夥伴，我會建議請刻意加強使用 2 號花晶，潛意識必會透過身體能量轉換，共振出意想不到的療癒釋放，發生出乎預料的生命變化。

二、由於身體花晶有兩道療癒（色彩療癒／嗅覺療癒），不建議將一種以上的身體花晶混合在一起使用。若想在同個脈輪部位疊加使用一種以上的身體花晶，請在該身體部位使用完一個花晶品項後，再接續疊用使用下一個花晶品項。

若在疊加使用花晶時，很想全部倒在一起使用，請覺察自己是否一直抱怨身邊的人對自己不夠好、不夠友善、不夠溫柔？因為我們對待身體的品質，反映出我們對待自己及別人的品質，身體印記更會以此吸引別人這麼對待我們。請在覺察到後每天持續做身體覺察，將改變環環相扣的命運模式。

三、我們在使用身體花晶時，是在利用花晶的高頻能量去交換身體低頻的厚重能量（身體印記），所以在使用任何花晶時，都需有意

識地豐盛使用。

　　豐盛使用花晶的定義是擦到該部位感覺濕潤為止，因為身體是有記憶的，我們若在對待身體時是匱乏、小氣、捨不得的心，身體會持續記錄相同的印記，也會散發相同的能量頻率，為我們吸引來同等匱乏、小氣、對自己無法大方的人事物境。但當我們因為了解身體的重要性，而在使用花晶時有意識地豐盛付出、大方使用，身體也會同步記錄，散發相同的能量頻率，為我們吸引來同等大方的人事物境，我們便可愈加輕易享有生命的豐盛。

　　四、澳洲花晶的高頻能量是釋放身體印記的絕佳輔助工具，但使用時必須落實身心覺察，才能利用花晶工具釋放身體印記、轉化人生命運、活出無限豐盛的精采生命。

　　所以使用身體花晶時，請留意以下的身心覺察線索：

　　1. 身體花晶的顏色如有特別殘留在某身體部位，需額外加強補充，並請針對此花晶的主題及該身體部位的身心對應作自我覺察（請重溫第32頁「身體花晶的第一道療癒：色彩視覺療癒」的說明）。

　　2. 在豐盛使用花晶時，不同身體部位所到達濕潤的程度是否不同？

　　舉例：也許使用 2 號花晶在前下腹一至兩遍就足夠濕潤，但後腰區卻需要使用三到四遍，代表後腰的能量明顯缺乏。

　　這時請利用身心覺察的線索進行自我覺察：

　　後腰對應第 2 脈輪自我支持力量；

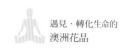

第 2 脈輪對應生命的源頭：母親；

綜合以上，請進一步對比：

從小母親給予自己的接納感與支持感是否較薄弱？

自己身為孩子對母親一直以來有什麼樣的情緒感受？

成年後在關係中是否總是複製母親對待自己的方式？

自己對待自我的方式，是否與兒時母親對待自己的方式一樣？

身體左半邊屬陰性能量，對應左脾胃、內在感性、與母親的關係；

身體右半邊屬陽性能量，對應右肝膽、外在理性、與父親的關係；

第 2 脈輪左半邊的生殖系統症狀較重的人可深入與母親的關係覺察，並檢視自己通常是以何種方式面對「自我女性身分、陰性之姿、脆弱的情緒感受（如悲傷、膽怯、害怕）」；第 2 脈輪右半邊的生殖系統症狀較重的人可深入與父親的關係覺察，並檢視自己通常是以何種方式對應「男性角色、陽性力量、剛硬的情緒感受（如暴躁、憤慨、怨懟）」。

請在使用完身體花晶與口服花晶後，試著針對第 2 脈輪作深度覺察：

(1) 你能夠自主創造豐盛（金錢／工作／關係）的能力如何？

(2) 你與人的互動相處是否能夠自然敞開、自在連結？

(3) 你更偏向哪一種失衡的創造力？匱乏消極／沒有創造的動力？反向創造／自我毀滅的創造？

(4) 妳是否有婦科症狀的問題？

(5) 妳欣賞自己的性別、身材，滿意自己的體態嗎？

(6) 妳會不會認為一個女人「應該」具備什麼條件？（如外型、言行、工作或關係的模式）

(7) 妳有暴飲暴食／性／戀愛／購物上癮的傾向嗎？

(8) 兒時對母親的印象是什麼？

(9) 兒時的你對母親有何種期待的失落、不諒解、挑剔？

(10) 妳內心一直以來是以什麼樣的眼光看待母親？

(11) 你成年後多大程度的活出和母親相同的樣子？或哪些面向極力與她相反？

(12) 你與伴侶的距離是否能既親密也有空間、不依賴也不疏離、相生相等地互動？

(13) 你目前覺察到自己在伴侶關係、婚姻家庭、親子關係中，和兒時的你印象中父母之間的互動模式及你對他們的感受，有哪些相似或相反的地方？（以上請盡可能詳細列舉）

3. 在第 2 脈輪使用身體花晶後，若發生相關療癒反應，請進行對應的自我覺察：

頻尿（腎臟儲存過多的恐懼，透過水分外排）

疲累（釋放因生存恐懼而長期過度自我透支的模式）

腰痠／痛（釋放過去堅信「只能依靠自己」的生存恐懼）

腹漲／悶／痛（釋放對女性自我身分及對母親的悲傷與憤怒）

生理月經的提前或延後／血量增多或量少或有血塊（身體第 2 脈輪的賀爾蒙性腺在自動調節恢復平衡，以 3-6 個月為期）

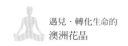
下體分泌物增多（排生理婦科的寒氣及腎臟泌尿的恐懼能量：凍結的恐懼能量是寒氣之源）

第 2 脈輪任一處起疹：癢、熱、痛，或無感（釋放體內因恐懼及悲傷而積累的防禦性憤怒／發炎因子／自我毀滅模式）

4. 在第 2 脈輪使用身體花晶後，若發生相關好轉反應，請同步觀察隨之而來的「好轉感受」：

身體消水輕盈並鬆動有力、下身肌膚彈性光澤、腹腔鬆開、呼吸下沉、腰椎彈性有力、骨盆正位、婦科健康平衡……

內在心靈對母親能真實靠近、物質正向的創造能力提升、與人的關係自然流動敞開、能真正融入與伴侶的親密互動及享受性的交融……

◎使用「2 號花晶」時，每人的身心印記與療癒進程皆不相同，請勿抗拒或執著好轉反應的發生與否，只需謹記回歸身體覺察的本心，帶著理解、允許、陪伴所有的發生，生命的轉化必會隨之而來。

脈輪身體覺察部位

恥骨到肚臍的高度、環繞一整圈

脈輪針對花晶

2號花晶、1號花晶
氣結釋放、兒童心靈
心靈修護、情緒修護

第 2 脈輪

脈輪延伸花晶

基因淨化、純淨極光
身體修護、能量保護、彩虹光體

最後一道能量工具

光子花鑰霜、各花晶彩油

所有身體花晶使用完畢後的最後一道程序都是光子花鑰霜或各花晶彩油，將能加強放大及延長所有身體花晶的時效。

療癒煉金坊學院的教學核心是「身心覺察為主，能量工具為輔」：澳洲花晶必須搭配正知正見的**身心覺察**，才能真正釋放身體印記、療癒內在凍結、轉化人生命運，親自見證生命不可思議的無限可能。

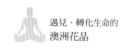
渾厚七大脈輪花晶 03

第3脈輪──太陽神經叢
從容無畏的生命力量

　　第3脈輪又名「太陽神經叢」，是能讓我們活出真正信任生命的能力，讓我們可以謙卑卻不自貶，真實地自信而不自大。當我們超越是非、對錯、好壞的外在條件去看待自己，這時無論自己擁有什麼或是沒有什麼，都完全不阻礙我們展現個人的品質、發揮自我的能力、創造屬於自己的成功與成就。

　　當第3脈輪的能量平衡，我們對生命能有超越條件的自在與信任，無畏又謙卑，自在從容地實踐心中的夢想藍圖、專注創造自我的成功成就，並且願意與人共享榮耀，如同「太陽」般存在：既不執著優越，也不在意高低，自動散發出不容忽視的閃耀，透出溫暖的光芒，不分彼此地照耀眾人，成為使他人仰望、尊敬，而不心生畏懼的權威存在。

第3脈輪各身體部位的潛意識訊息

身體各部位所展現的徵象，都透露著潛意識的訊息，我們將依據部位詳述如下。

1. 第3脈輪的左胃脾胰對應陰性能量（與母親的關係）

當內在陰性能量長期失衡，便會產生犧牲委屈、隱忍心酸苦水、自卑憂鬱的情緒印記，將導致各種腸胃症狀與疾病：消化不良、胃酸、胃潰瘍、胃出血、胃食道逆流、小腸吸收問題、腸躁症⋯⋯等各種腸胃症狀。

2. 第3脈輪的右肝膽對應陽性力量（與父親的關係）

當內在陽性力量長期失衡，便會產生侵略強勢、急躁易怒、自大、躁鬱的情緒印記，將導致各種肝膽症狀與疾病：解毒功能失調、肝炎、肝硬化、膽結石、淋巴系統汙染、慢性發炎體質、所有皮膚過敏問題（後面內容將詳述身體皮膚的覺察）等各種與肝膽相關的症狀。

3. 小腸消化系統

當第3脈輪能量失衡，容易過度緊張、焦慮、神經質反應，使小腸吸收不良。一則讓食物還來不及分解吸收就被消化，並透過第1脈輪排出，於是生理上可能會發生「吃不胖」的體質；二則食物難以被

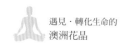
分解消化，在消化系統中過度停留，造成腐敗，引發胃部胃酸與脹氣，在生理上造成「易胖體質」。

4. 淋巴系統

當情緒印記導致肝膽解毒功能失衡，便會使淋巴系統受到汙染，體內堆積的毒素廢物也會隨著淋巴系統走遍全身，形成身體各處的淋巴堵塞，甚至結節，弱化該部位的循環代謝，使身體慢性發炎。

5. 皮膚系統

皮膚是人體最大的排泄器官，我們的血肉骨內臟皆在皮膚底下，因此皮膚也是象徵我們與世界的健康邊界。脈輪 1-3 對應，當第 1 與第 3 脈輪失衡時，內在的不安全感會使我們對外在世界不自覺地防禦、自我保護、過度逞強，長期下來便會使皮膚系統潰堤，與世界的邊界崩盤。

6. 腎上腺素

第 3 脈輪對應的腎上腺素是啟動求生機制「戰與逃」的腺體，當腎上腺素長期分泌失調，將影響第 5 脈輪的甲狀腺亢進（戰）或者低下（逃），也影響第 1 脈輪的行動力處於過度激進或是放棄消極的狀態。

第 3 脈輪──臍輪（太陽神經叢）

靈性消化系統：
願景、夢想、企圖心、膽識魄力、自信的
能力成功成就的展現

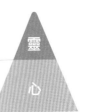

情緒消化系統:
委屈心酸苦水壓抑／憤怒不平內火暴躁

腎上腺素、肉體消化系統：
肚濟到肋骨／肝胃脾／淋巴系統
／腎上腺素
皮膚系統（含所有過敏症狀）

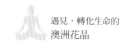
　　第 3 脈輪所有身體部位皆有完整的身心靈訊息／潛意識信念，為自己練習完整的身心對應，將會大幅增加身心覺察與自我療癒的能力，真正活出改寫命運、轉化生命的奇蹟。

對應身體各部位，選擇適合自己的花晶

第 3 脈輪的左胃脾胰

※ 建議在第 3 脈輪加強使用「3 號花晶」與「財運之星」，在 2-3 脈輪使用「情緒修護」，在 1 到 6 脈輪使用「光子花鑰霜」，在 1-2-3 脈輪使用「黃金彩油」；搭配口服花晶「原動力」、「大地之母」、「理性與感性」、「身心淨化」。

第 3 脈輪的右肝膽

※ 建議在第 3 脈輪加強使用「3 號花晶」，在第 2-3 脈輪使用「情緒修護」與「心靈修護」，在 1 到 6 脈輪全身使用「光子花鑰霜」，在 1-2-3 脈輪使用「火彩油」；口服花晶「大地之母」、「關係花園」、「親密情」、「急救」。

小腸消化系統

※ 建議在 2-3 脈輪加強使用「3 號花晶」與「學習力」，在 2-3 脈輪使用「情緒修護」，在 1 到 6 脈輪全身使用「光子花鑰霜」，在 1-2-3 脈輪使用「土彩油」；搭配口服花晶「豐富力」、「專注力」、「急救」。

淋巴系統

※ 建議在第 3 脈輪加強使用「3 號花晶」，全脈輪適用「純淨極光」，全身搓洗，尤其加強在 2-3-4 脈輪使用「Moor」，在 1 到 6 脈輪全身使用「光子花鑰霜」，在 1-2-3 脈輪使用「土彩油」；搭配口服花晶「身心淨化」、「能量」。

皮膚系統

※ 所有與皮膚過敏相關的身體狀態，都建議在第 3 脈輪加強使用「3 號花晶」，在 2-3 脈輪使用「情緒修護」，全脈輪適用「純淨極光」，全身搓洗「Moor」，在 1 到 6 脈輪全身以「光子寶寶霜」取代光子花鑰霜；搭配口服花晶「關係花園」、「寶貝肌膚」、「身心淨化」、「急救」。

◎ 若已產生破皮、破口的皮膚過敏處，建議先將需使用的身體花晶與光子花鑰霜或光子寶寶霜均勻混合後，再使用在皮膚破口的患處。

◎ 若在使用身體花晶時感到皮膚不適，並非因花晶中的天然白蘭地，而是在使用花晶前，皮膚系統早有敏感問題；內在心靈早已「過度敏感在先」，才會使身體皮膚系統「容易敏感在後」；反映潛意識對人我邊界的失衡、親密關係的失調。

◎ 建議使用皮膚療癒的花晶時，深度釋放造成皮膚過敏的創傷凍結，在內在心靈重建自己與世界的正確邊界、人我關係的親密和諧，使皮膚恢復自然原有的健康。

腎上腺素

※ 建議在第 3 脈輪加強使用「3 號花晶」，在 1-2-3 脈輪使用「1 號花晶」，在 1-6 脈輪全身使用「光子花鑰霜」，在 1-2-3 脈輪使用「風彩油」；搭配口服花晶「寧靜心」、「身心淨化」、「能量」、「急救」。

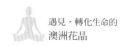
第3脈輪各身體部位的潛意識訊息

失衡一：自卑、軟弱、自我打擊與退縮

腎上腺素失衡於「逃跑模式」，習慣退縮、先行示弱，身體左邊陰性能量較失衡，第1脈輪傾向失衡一及二；個性外軟內硬，經常選擇隱忍、壓抑、委屈自己，不敢為自己適時發聲或爭取，常因自我否定而無法把握展現自己的機會，即使受到委屈不平的對待也會選擇隱忍，甚至會自動犧牲自己的權益。

俗話說「好人不長命」，這裡的「好人」指的是外在看似溫順柔和，實則是內在因兒時印記而無法展現自我力量的「濫好人」，導致長期習慣壓抑情緒，造成體內毒素堆積，自然就「不長命」。所以「濫好人」只是內在軟弱，並不見得是真正的良善，也因為內在對自己的不敬重、導致外在表達（第5脈輪）經常不被聆聽，因而造成更加退縮的惡性循環。

長期處在第一種失衡狀態的身體，胃脾胰消化功能不良（承接過多的情緒印記），尤其胃酸易失衡（過多及逆流）；左肋骨可能較凸、淋巴循環較慢、體內易滯水（儲存生存恐懼）；皮膚偏白、肌肉組織疲軟無力、易腹瀉（第3脈輪的意志力薄弱）。

第 3 脈輪──臍輪

最高平衡 vs 失衡狀態

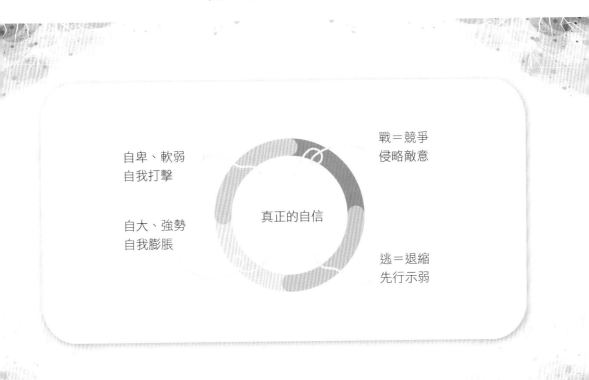

自卑、軟弱
自我打擊

自大、強勢
自我膨脹

真正的自信

戰＝競爭
侵略敵意

逃＝退縮
先行示弱

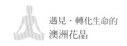
◎針對失衡狀態一的花晶療癒建議

　　長期處於在第 3 脈輪第一種失衡的個案，建議在第 3 脈輪加強使用「3 號花晶」與「財運之星」及「情緒修護」，在 1 到 6 脈輪全身使用「光子花鑰霜」；搭配口服花晶「原動力」、「創造力」、「能量」：將能提升第 3 脈輪的陽性力量、平衡長期被弱化的陰性能量（受害受苦之姿），啟動「第 3 脈輪的陽剛意志」、帶動「第 1 脈輪的正向行動」、連結「第 5 脈輪的生命主導」，以此創造相應的外在成果。

失衡二：自大、強勢、批判與競爭

　　腎上腺素失衡於「戰鬥模式」，喜歡競爭、較勁，帶有侵略性的敵意，身體右邊陽性能量較失衡，第 1 脈輪傾向失衡二及三。個性外硬內軟，表面跟第 3 脈輪的失衡一相反，看似很容易有自我優越感及較自信的展現，但是和「第 1 脈輪失衡三」一樣，都是基於內在極度地自我貶低、批判、憤怒。源於兒時不被父母認同、讚賞、肯定的兒時印記，在成年後習慣過度使用意志力去表現自大、自信、自我優越，容易對別人散發富有敵意的競爭性，並會不時表現對他人的苛求、貶低、批判，易使別人心生畏懼而主動疏離，他們內在的自尊心極度脆弱，導致人際關係難以獲得真正的和諧；所有我們與人的關係都映射出我們與自己的真實關係。

長期處在第二種失衡狀態的身體，肝膽失衡，易暴躁、不滿、生氣，積蓄內火燃燒、影響腎上腺素常處於戰鬥模式，右肋骨可能較凸，皮膚易暗沉過敏（內火過多所引起的體內發炎），肌肉組織緊繃僵硬（身體慢性發炎），口苦口乾口臭（第 3 脈輪肝火導致第 5 脈輪的口氣），易便祕（第 3 脈輪情緒影響消化系統，連帶影響第 1 脈輪的排泄狀況）。

◎針對失衡狀態二的花晶療癒建議

長期處於在第 3 脈輪第二種失衡的個案，建議在第 3 脈輪加強使用「3 號花晶」，在 2-3-4 脈輪使用「心靈修護」與「兒童心靈」，在 1 到 6 脈輪全身使用「光子寶寶霜」取代光子花鑰霜；搭配口服花晶「豐富力」、「關係花園」、「親密情」、「寶貝肌膚」：將能卸下強勢、批判、憤怒的外衣，深入底層至深的脆弱、悲傷、無助的兒時印記，成人自我的防禦高牆會因此拆除，停止將原生家庭的創傷模式複製到現在及未來的人際關係中，使周遭的所有關係都能開始綻放和諧幸福、相處愉悅的能量頻率及生活實相。

以上是第 3 脈輪的兩極失衡，在我們落實身心覺察將所有面向的自己一一認領回來前，都極有可能「同時並存所有失衡的面向」，差別只在內隱或外顯：例如也許有人外在是第 3 脈輪失衡一的軟弱畏縮，但內在也有著第 3 脈輪失衡二的自大與批判；也許有人外在是第 3 脈輪失衡二的強勢自負，內裡卻是第 3 脈輪失衡一的自卑脆弱；以上都是同一個等待被看見、聆聽，渴望表達的內在小孩。

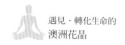
　　第 3 脈輪所有身體部位皆有完整的身心靈訊息／潛意識信念，**利用澳洲花晶落實第 3 脈輪的身心覺察，必然能大幅增加身心覺察與自我療癒的能力**：釋放深度的身體印記、兒時創傷印記，發揮第 3 脈輪的最高平衡，能正確運用野心、企圖心、實踐力，在物質世界中發展正向有力的權威特質，將個人夢想藍圖化為實質的成功與成就，**活出改寫命運、轉化生命的奇蹟**。

與第 3 脈輪對應的
「3 號花晶」

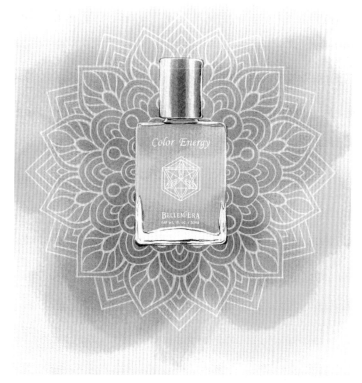

「3 號花晶」Colour Energy：Chakra 3

全成分

水、白蘭地、佛手柑、絲柏、雪松、茴香、橙花、山靈花、
歡宴灌木、荒漠玫瑰、克羅花、太陽石、黃水晶

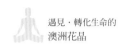
「3 號花晶」的適用部位與身體療癒

◎「3 號花晶」對應的是第 3 脈輪／臍輪／火元素。

◎適用於肚臍至肋骨環繞一整圈，包含整個上腹腔至中段脊椎的部位（涵蓋整個消化系統：右肝膽／左胃脾胰、小腸系統、淋巴系統的循環、腎上腺素：戰逃機制）。

◎「3 號花晶」的顏色是鮮活的黃色，第一道視覺療癒反映出對外輕鬆又無懼的自我展現，能發自內心積極又活潑地表現自己。

◎對 3 號花晶的顏色或氣味感到排斥、冷感或反感的人，通常不敢大方地對外表現自己，甚至會主動拒絕自我展現的機會，根源是內在小孩於潛意識深處對父母的羞愧感受，表意識會以「認為自己的父母（出身）不夠好」呈現，實則是潛意識以此掩飾「自己認為自己不夠好」的創傷信念，難以活出 3 號花晶所代表的輕鬆自信、自在展現、夢想實現。

「3 號花晶」使用注意事項

一、我們愈排斥某些顏色或氣味的身體花晶，就代表該花晶的能量頻率直接共振潛意識最需面對的創傷凍結，潛意識的自我保護機制才會以「抗拒、不喜歡、覺得不重要／不需要／沒有用」的表意識感受讓我們自主略過、迴避、避免觸碰。

如果不喜歡 3 號花晶的顏色或氣味，或認為自己根本不需要 3 號

花晶，或頭腦直接以功能對應就判定 3 號花晶沒有用處的夥伴，我會建議請刻意加強使用 3 號花晶，潛意識必會透過身體能量轉換，共振出意想不到的療癒釋放，發生出乎預料的生命變化。

二、由於身體花晶有兩道療癒（色彩療癒／嗅覺療癒），不建議將一種以上的身體花晶混合在一起使用。若想在同個脈輪部位疊加使用一種以上的身體花晶，請在該身體部位使用完一個花晶品項後，再接續疊用使用下一個花晶品項。

三、我們在使用身體花晶時，是在利用花晶的高頻能量去交換身體低頻的厚重能量（身體印記），所以在使用任何花晶時，都需有意識地豐盛使用。

豐盛使用花晶的定義是擦到該部位感覺濕潤為止，因為身體是有記憶的，我們若在對待身體時是匱乏、小氣、捨不得的心，身體會持續記錄相同的印記，也會散發相同的能量頻率，為我們吸引來同等匱乏、小氣、對自己無法大方的人事物境。但當我們因為了解身體的重要性，而在使用花晶時有意識地豐盛付出、大方使用，身體也會同步記錄，散發相同的能量頻率，為我們吸引來同等大方的人事物境，我們便可愈加輕易享有生命的豐盛。

四、澳洲花晶的高頻能量是釋放身體印記的絕佳輔助工具，但使用時必須落實身心覺察，才能利用花晶工具釋放身體印記、轉化人生命運，活出無限豐盛的精采生命。

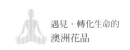
所以使用身體花晶時，請留意以下的身心覺察線索：

1. 身體花晶的顏色如特別殘留在某身體部位，需額外加強補充，並請針對此花晶的主題及該身體部位的身心對應作自我覺察（請重溫第 32 頁「身體花晶的第一道療癒：色彩視覺療癒」的說明）。

2. 在豐盛使用花晶時，不同身體部位所到達濕潤的程度是否不同？舉例：也許使用 3 號花晶在上腹部時，右側腹部一至兩遍就足夠濕潤，但左側腹也許需要使用三到四遍，說明第 3 脈輪的左邊較缺乏能量的支持。

這時請利用身心覺察的線索進行自我覺察：

左腹對應第 3 脈輪胃脾胰；

左邊對應陰性力量／母親；

綜合以上，請進一步對比：

自己面對軟性的情緒，例如委屈心酸等，是否總是習慣隱忍壓抑？

自己兒時面對母親時的情緒模式，與成年後面對情緒的模式，是否相似？

自己的情緒慣性與母親有多少相似或相反？

請在使用完身體花晶與口服花晶後，試著針對第 3 脈輪作深度覺察：

(1) 你在什麼時候及情況會發生「有條件性的自卑或自大」？

(2) 你特別抗拒承認，以及討厭否定，或習慣隱忍的情緒感受總是些什麼？（例如憤怒、委屈、悲傷、自卑感……）

(3) 你通常又會如何處理它們？你壓抑這些情緒或表達這些情緒

的模式，與兒時印象中的父母有哪些相同或相反的地方？而兒時的你對此有哪些感受呢？（請盡可能以孩子的身分與立場去進行這一道自我覺察）

(4) 你所抗拒的情緒以及處理情緒的方式，和兒時對父母親的印象，以及他們實際給予你的對待，有哪些相似或相反的地方？

(5) 當你連結到兒時記憶中對父母的情緒感受（內在小孩），請允許情緒的流動，並試著連結情緒當中想要訴說的話語總是些什麼？（請放下成人的是非對錯及親子間的道德感去進行這道自我覺察）

3. 在第 3 脈輪使用完身體花晶後，若發生相關療癒反應，請進行對應的自我覺察：

(1) 頻尿（腎臟儲存過多的恐懼，透過水分外排）

(2) 疲累（釋放因生存恐懼而長期過度自我透支的模式）

(3) 胃漲／悶／痛（釋放過去隱忍壓抑的委屈情緒），口臭／口酸／口破（開始正向表達自己的真實感受）

(4) 乾嘔／真嘔／腹瀉（釋放習於隱忍自我的身體印記）

(5) 食量改變（如增多）／身體自動擇食（第 3 脈輪消化系統隨著印記釋放自動調整身體所需）

(6) 第 3 脈輪任一處起疹：癢、熱、痛，或無感（釋放體內因恐懼及悲傷而積累的防禦性憤怒／發炎因子／自我毀滅模式）

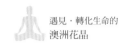

4. 在第 3 脈輪使用身體花晶後，若發生相關好轉反應，請同步觀察隨之而來的「好轉感受」：

消化系統改善、臟器指數正常、呼吸變得順暢、皮膚轉為白皙、過敏體質恢復健康……

內在有真實的自信提升、可以正確表達情緒感受、強化自我膽識的魄力、勇於實現個人夢想與藍圖、創造屬於自己的豐盛成功……

◎使用「3 號花晶」時，每人的身心印記與療癒進程皆不相同，請勿抗拒或執著好轉反應的發生與否，只需謹記回歸身體覺察的本心，帶著理解、允許，陪伴所有的發生，生命的轉化必會隨之而來。

脈輪身體覺察部位
肚臍到肋骨的高度、環繞一整圈

脈輪針對花晶
3號花晶
氣結釋放、情緒修護
財運之星、學習力

第 3 脈輪

脈輪延伸花晶
意識轉化、身體修護
基因淨化、純淨極光
彩虹光體

最後一道能量工具
光子花鑰霜、各花晶彩油

所有身體花晶使用完畢後的最後一道程序都是光子花鑰霜或各花晶彩油，將能加強放大及延長所有身體花晶的時效。

療癒煉金坊學院的教學核心是「身心覺察為主，能量工具為輔」：澳洲花晶必須搭配正知正見的**身心覺察**，才能真正釋放身體印記、療癒內在凍結、轉化人生命運，親自見證生命不可思議的無限可能。

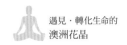
渾厚七大脈輪花晶 04

第4脈輪——心輪
真實的愛與接納自己

　　第4脈輪是七大脈輪的中間能量轉換處，連結下三輪的物質能量，與上三輪的靈性能量。幾乎所有第4脈輪的症狀與疾病，都有著相同的內在課題：「真實的愛與接納自己，真心慈悲善待自己的能力」。

　　第4脈輪是決定我們能否將第2脈輪的陰性能量流入自己與自己，和自己與他人的關係中，使生命豐盈和諧；也是決定我們是否能以共享利他的方式，成為自我生命更真實的豐盛存有。

第4脈輪各身體部位的潛意識訊息

身體各部位所展現的徵象，都透露著潛意識的訊息，我們將依據部位詳述如下。

1. 腋下淋巴、女性乳房

每人的生命都是從媽媽第2脈輪的子宮中孕育而生，因此第2脈輪的女性子宮就是「愛的根源」。而母親在孩子出生後會以第4脈輪的乳房餵養母乳，母乳就是物質性的母愛，因此在孩子的潛意識中：「母乳＝愛」（食物＝愛），所以每一位女性乳房都是「愛的容器」。

然而現在很多女性都與「愛的根源（母親）」切斷了愛的連結，也因女性集體創傷意識導致「愛的容器（乳房）」缺乏愛。於是身體第2脈輪「愛的根源：婦科生殖系統」與身體第4脈輪「愛的容器：女性乳房」就容易出現各式各樣的症狀與疾病，或導致對應的女性器官需要動刀，甚至被割捨切除。

◎重點提醒

脈輪是2-4-6對應，皆屬「能量向內」的「陰性能量」，陰性能量的根源是第2脈輪「我們與母親的關係」，往上對應第4脈輪「我們與自己的關係」。

若有人透過醫療醫學確診出乳房相關的症狀疾病，務必同時回到第2脈輪的主題作身心覺察，因為現代醫學是確診「身體的結果」，

然而當女性第 4 脈輪的「胸腺、乳房」發生任何症狀或疾病，失衡的身體根源其實在第 2 脈輪的「賀爾蒙、子宮」，背後的內在根源則是第 2 脈輪「與母親的心靈凍結」，才會向上延伸，使我們與自己的關係及愛自己的能力同時凍結，於是「愛的容器沒有愛了」，便形成第 4 脈輪的身體症狀。

2. 胸腔、上半背

第 4 脈輪「與自己的關係」是第 2 脈輪「與母親的關係」的延伸，當我們內在心靈有著與母親的情緒凍結，潛意識內在小孩也會對「仍然無法原諒母親的『自己』感到自責與內疚」，便會從第 2 脈輪下腹腔的能量堵塞，直接影響第 4 脈輪上胸腔的能量流動，這時上半背就會出現各種難以解除的不適或疼痛，當能量堆積過久，就會導致上半身開始變厚，以及肩胛骨僵硬疼痛（尤其膏肓穴）。

3. 雙手（手指、手掌、手腕、手肘、腋下淋巴）

雙手象徵「給予及擁有的能力」，當我們在第 2 脈輪有相關的身心凍結，我們與自己的關係，以及愛自己的能力也會遭到凍結，就會無意識地推開所有能夠輕易豐盛，以及讓自己可以愛與被愛的機會，或者是反向的抓取、強求、索討他人的付出與關愛（情緒上或物質上的勒索），以上會透過第 4 脈輪的雙手呈現（各種手部的不適或疼痛、雙手關節或皮膚問題）。

第 4 脈輪──心輪

慈悲的力量
自我寬恕→毋須寬恕（無條件的愛）

真正的自我接納／愛自己的能力
願意給出自己／接受豐盛的能力

胸腺、肋骨到鎖骨間：胸腔、胸椎、
上半背（含肩胛骨）雙手(手指／手掌
／手腕／手肘／腋下淋巴)、女性乳房
心臟肺部支氣管、免疫系統

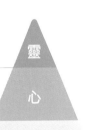

靈

心

身

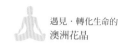
4. 心肺功能、呼吸系統

第 2 脈輪對應的是「創造的能力」，第 4 脈輪對應的是「擁有的能力」。然而「創造不見得能擁有」，若我們對物質生命的創造源頭（母親）有相關的創傷印記，我們也會將這份受傷感複製成為我們看待自己的眼光，及對待自己的方式，這時便會干擾我們的心肺功能及呼吸系統。

肉體生存的基本條件是「食物、空氣、水」，其中最能夠無條件取得的便是「空氣」。空氣是「生命之氣」，我們要能好好享有「無條件的生命之氣」，首先必須能夠「順暢深沉地呼吸」。然而當我們內在有前面所述的心靈凍結，我們的潛意識就不會允許自己可以輕易地、無條件地獲取任何東西，即便是「毫無條件的生命之氣」，我們的潛意識也無法允許自己可以「大口享有」。當這份內在印記不斷被身體承接，便會弱化心肺功能及呼吸系統（這是對應無條件擁有的身體部位），我們勢必也會在現實生活中讓自己難以輕易享受想要的物質生活，及渴望的情感關係。甚至會將「第 2 脈輪的失衡二」延伸到第 4 脈輪的「擁有的能力」：讓自己在創造物質的過程中，基於自我毀滅的印記，讓自己不斷失去所創造的物質與關係，難以擁有所創造的人事物。

5. 免疫系統、胸腺

　　脈輪 2-4-6 對應，第 4 脈輪的免疫系統／胸腺，對應第 2 脈輪的賀爾蒙系統／性腺，也對應第 6 脈輪的神經系統／松果腺體。同樣地，第 2 脈輪的下腹部，對應第 4 脈輪上胸腔，也對應第 6 脈輪的腦部區域。因此第 2 脈輪的下腹部又有「腹腦」（情緒腦）之稱，就如人體的第二個大腦，直接影響第 6 脈輪：人體第一個大腦（思考腦）的運作。

　　而第 4 脈輪身體的免疫系統失調，就是來自第 2 脈輪的賀爾蒙系統失衡，根源是內在小孩對母親的情緒創傷，導致我們對自己的內在衝突與自我攻擊；因此原本保護我們身體機制的免疫系統便容易發生以下兩種失衡：

(1) 身體將防衛機制轉向自己，發生免疫系統失調的疾病（如：紅斑性狼瘡就是因內在自我攻擊而產生免疫系統的身體攻擊）。

(2) 身體的防衛機制低下，使免疫系統無能保護身體，於是體質虛弱、極易感冒（且難以康復）、細菌感染、病毒入侵、傷口難癒合。

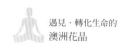
對應身體各部位,選擇適合自己的花晶

腋下淋巴、女性乳房

※ 所有女性乳房的相關症狀,都建議在第 2 脈輪加強使用「2 號花晶」,在第 4
脈輪使用「4 號花晶」,在 2-4 脈輪使用「心靈修護」,在 2-3-4 脈輪使用「情
緒修護」,在 1 到 6 脈輪全身使用「光子花鑰霜」,在 1-6 脈輪全身使用「極
光彩油」,全身搓洗,並在 2-3-4 脈輪加強使用「Moor」;搭配口服花晶「大
地之母」、「身心淨化」、「關係花園」、「親密情」。

胸腔、上半背

※ 所有與上胸腔及上半背相關的狀態,都建議在第 2 脈輪加強使用「2 號花晶」,
在第 4 脈輪使用「4 號花晶」,在 2-4 脈輪使用「氣結釋放」與「心靈修護」(淋
在上背部),在 1 到 6 脈輪全身使用「光子花鑰霜」;搭配口服花晶「大地之母」、
「豐富力」、「關係花園」。

雙手(手指、手掌、手腕、手肘、腋下淋巴)

※ 所有與雙手有關的症狀,都建議在第 4 脈輪加強使用「4 號花晶」與「氣結釋
放」及「1 號花晶」,在 2-4 脈輪使用「心靈修護」與「財運之星」,在 1 到 6
脈輪全身使用「光子花鑰霜」;搭配口服花晶「豐富力」、「大地之母」、「關
係花園」。

心肺功能、呼吸系統

※ 所有與心肺功能、呼吸系統相關的身體狀態，都建議在第 4 脈輪加強使用「4
號花晶」與「1 號花晶」及「氣結釋放」，在 2-4 脈輪使用「財運之星」與「心
靈修護」，在 1 到 6 脈輪全身使用「光子花鑰霜」；搭配口服花晶「豐富力」、
「大地之母」、「關係花園」：能協助我們深入第 2 脈輪的覺察療癒，活出第
4 脈輪的身心平衡，自動讓第 2 脈輪的「無限創造」與第 4 脈輪的「輕易擁有」
相輔相成，展現正向創造，並允許自己輕易擁有所創之物的能力。

免疫系統、胸腺

※ 所有與免疫系統相關的身體狀態，都建議在第 2 脈輪加強使用「2 號花晶」，
在第 4 脈輪使用「4 號花晶」，在 2-4 脈輪使用「純淨極光」與「心靈修護」
及「身體修護」，在 1 到 6 脈輪全身使用「光子花鑰霜」，全身搓洗，並在 2-4
脈輪加強使用「Moor」，在 2-4 脈輪使用「風彩油」；搭配口服花晶「大地之
母」、「關係花園」、「身心淨化」。

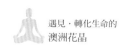
第4脈輪的失衡狀態

狀態一：想要不敢要、羞愧型匱乏

　　對任何享受的、美好的、輕鬆擁有的正向事物都會有羞愧與內疚的情緒，經常主動拒絕被愛的可能，不敢大方接受他人的善意，不敢擁有豐盛美好的機會，並且常常犧牲退讓妥協，源於兒時在原生家庭中經常感受到物質或情感匱乏。也許是父母讓孩子強烈感受到家中生存的辛苦，及年幼的自己無法分擔父母辛勞的羞愧與內疚；或是父母常讓孩子感到情感上的匱乏，例如父母因故缺席成長過程，使孩子必須接受隔代教養；或是父母與孩子的互動交流常有疏離感，都會讓孩子的潛意識形成毫無道理的「羞愧、內疚」的印記，形成「自己不配享有、擁有」的信念，在成年後的人生中持續複製貼上。

　　長期處在第一種失衡狀態的身體，左側能量較不流動，第3脈輪左脾胰胃的消化功能較弱（陰性能量傾向弱化失衡）；呼吸短淺易喘，上半背部疼痛（內在羞愧自責的情緒凍結）；腋下淋巴堵塞，乳腺易有結節增生問題（反映女性自我身分的認同感）。

◎針對失衡狀態一的花晶療癒建議

　　長期處於在第4脈輪第一種失衡的個案，建議在第4脈輪加強使用「4號花晶」與「心靈修護」及「財運之星」，在1到6脈輪全身使用「光子花鑰霜」；搭配口服花晶「原動力」、「創造力」、「豐富

第 4 脈輪——心輪

最高平衡 vs 失衡狀態

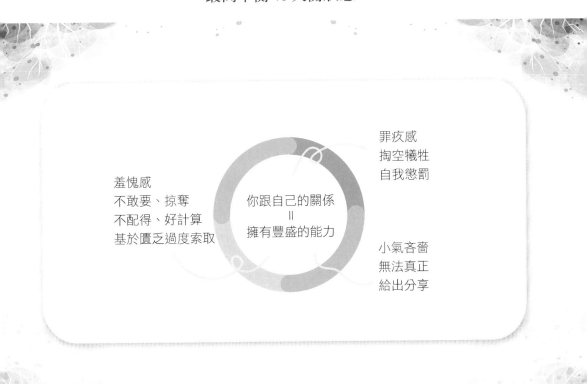

罪疚感
掏空犧牲
自我懲罰

羞愧感
不敢要、掠奪
不配得、好計算
基於匱乏過度索取

你跟自己的關係
=
擁有豐盛的能力

小氣吝嗇
無法真正
給出分享

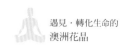
力」、「關係花園」：將能釋放潛意識中因自責內疚而升起的自我批判，總是不由自主地犧牲退讓，無法享有輕易豐盛與被愛，能開始允許自己享受愛與被愛，及迎接生命本然的豐盛。

狀態二：內在匱乏引起的強求抓取

　　容易產生難以自覺的「向外掠奪」、「越界索取」的情形，因為內裡總是相信自己「得到的不夠」，便會將這份強烈的匱乏、不滿足投射在外，呈現令身邊人感覺受到侵略而不適的「任性、貪心、強迫索取」，自己也難真心大方地給予、分享，常常基於內在匱乏過度而抓取，無法對人真心付出，易陷入掌控他人的情境，源於兒時在原生家庭中的情感／物質匱乏所引發的深層憤怒。也許認為父母有偏心傾向、或認為父母經常刻意忽視自己的需求，也可能父母其中一方在成長過程中必須缺席，導致兒時有極大的不滿足感⋯⋯長大後便會將這份兒時沒被重視、在乎、滿足的悲傷而引發的憤怒，投射到與人的相處互動中，容易轉變成情感勒索、物質勒索。

　　長期處在第二種失衡狀態的身體，呼吸容易急促（對應擁有的能力），手部關節易有不適症狀，身體右側能量較不流動，第 3 脈輪右肝膽較易失調（積累過多因悲傷而引發的憤怒情緒），腋下淋巴與胸腺容易堵塞，乳房容易出現硬塊結節（反映自我接納的能力、看待女性身分的眼光，以及與母親的關係）。

◎針對失衡狀態二的花晶療癒建議

　　長期處於在第 4 脈輪第二種失衡的個案，建議在第 4 脈輪加強使用「4 號花晶」與「心靈修護」及「兒童心靈」，在 1 到 6 脈輪全身使用「光子花鑰霜」；搭配口服花晶「豐富力」、「關係花園」、「親密情」、「叛逆心」；將會深入自己總是認為沒被滿足的委屈與憤怒，釋放背後的卑微、悲傷及脆弱，開始能夠照見每個感覺受害、受傷、沒被滿足的背後，其實只是內在小孩對父母的愛的不滿足，終於可以負起內在父母之責，停止將內在孩子的傷痛投射在外，將能在現實生活中對已經擁有的人事物發揮愛與感恩的品質，開始經驗「給予／共享」的豐盛。

　　以上是第 4 脈輪的兩極失衡，我們在落實身心覺察將每一個面向的自己都一一認領回來前，都極有可能「同時並存所有失衡的面向」，差別只在內隱或是外顯；例如也許有人外在是第 4 脈輪失衡一的「不敢擁有」，但內在也有著第 4 脈輪失衡二的「極不滿足感」；或也許有人外在是第 4 脈輪失衡二的任性強迫索取，內裡卻也有著第 4 脈輪失衡一的羞愧自責；以上全都是同一個等待被看見、聆聽，渴望表達的內在孩子。

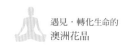

第 4 脈輪所有身體部位皆有完整的身心靈訊息／潛意識信念，**利用澳洲花晶落實第 4 脈輪的身心覺察：將會釋放深度的身體印記、兒時創傷印記，必會大幅增加身心覺察與自我療癒的能力**，幫助發揮第 2 ／ 4 脈輪達成正向連線，使第 2 脈輪的靈性對應（與母親的關係），與第 4 脈輪的靈性對應（與自己的關係）相互串聯，發展真正「愛自己」的力量，並將愛自己的品質流向他人，**創造宇宙以同等頻率的真愛能量回流給自己，親身印證「心輪：愛的能量中心＝無條件的愛」的真實內涵，親自活出改寫命運、轉化生命的奇蹟。**

與第4脈輪對應的
「4號花晶」

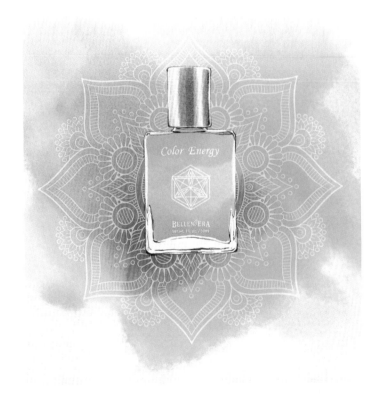

「4號花晶」Colour Energy：Chakra 4

全成分

水、白蘭地、佛手柑、香桃木、薰衣草、馬鬱蘭、玫瑰、藍鐘花、
粉紅法蘭絨、囊鞘花、五角花、雪梨玫瑰、孔雀石、祖母綠

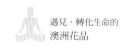
「4號花晶」的適用部位與身體療癒

◎「4號花晶」對應的是第4脈輪／心輪／風元素。

◎適用於上胸全區：手掌、手指、手腕、手肘、腋下淋巴、左右乳房、中間胸口、左右鎖骨、上半背（涵蓋免疫系統、胸腺）。

◎「4號花晶」的顏色是舒適的綠色，第一道視覺療癒反映出是否能自我接納、慈悲對己、寬容待人的能力。

◎對4號花晶的顏色或氣味感到排斥、冷感，或反感的人，通常對自己有諸多批判及「不允許」的制約，也會不由自主地將批判與制約投射在他人身上，或假想別人會這麼看待自己，造成關係的疏遠、情感的限制，與人的遠離。

「4號花晶」使用注意事項

一、我們愈排斥某些顏色或氣味的身體花晶，就代表該花晶的能量頻率直接共振潛意識最需面對的創傷凍結，潛意識的自我保護機制才會以「抗拒、不喜歡、覺得不重要／不需要／沒有用」的表意識感受讓我們自主略過、迴避、避免觸碰。

如果**不喜歡4號花晶的顏色或氣味，或認為自己根本不需要4號花晶，或頭腦直接以功能對應就判定4號花晶沒有用處**的夥伴，我會建議請**刻意加強使用4號花晶**，潛意識必會透過身體能量轉換，共振出意想不到的療癒釋放，發生出乎預料的生命變化。

二、由於身體花晶有兩道療癒（色彩療癒／嗅覺療癒），不建議將一種以上的身體花晶混合在一起使用。若想在同個脈輪部位疊加使用一種以上的身體花晶，請在該身體部位使用完一個花晶品項後，再接續疊用使用下一個花晶品項。

三、我們在使用身體花晶時，是在利用花晶的高頻能量去交換身體低頻的厚重能量（身體印記），所以在使用任何花晶時，都需**有意識地豐盛使用**。

豐盛使用花晶的定義是**擦到該部位感覺濕潤為止**，因為身體是有記憶的，我們若在對待身體時是匱乏、小氣、捨不得的心，身體會持續記錄相同的印記，也會散發相同的能量頻率，為我們吸引來同等匱乏、小氣、對自己無法大方的人事物境。但當我們因為了解身體的重要性，而在使用花晶時有意識地豐盛付出、大方使用，身體也會同步記錄，散發相同的能量頻率，為我們吸引來同等大方的人事物境，我們便可愈加輕易享有生命的豐盛。

四、澳洲花晶的高頻能量是釋放身體印記的絕佳輔助工具，但使用時必須落實身心覺察，才能利用花晶工具釋放身體印記、轉化人生命運，活出無限豐盛的精采生命。

所以使用身體花晶時，請留意以下的身心覺察線索：

1. 身體花晶的顏色如特別殘留在某身體部位，需額外加強補充，並請針對此花晶的主題及該身體部位的身心對應作自我覺察（請重溫第32頁「身體花晶的第一道療癒：色彩視覺療癒」的說明）。

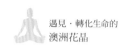

2. 在豐盛使用花晶時，不同身體部位所到達濕潤的程度是否不同？舉例：也許使用 4 號花晶在左手時，一至兩遍就足夠濕潤，但右手也許需要使用三到四遍，說明第 4 脈輪的右邊較缺乏能量的支持。

這時請利用身心覺察的線索進行自我覺察：

手對應給予與擁有的能力；

右邊對應陽性力量／父親；

綜合以上，請進一步對比：

從小父親對自己的實際付出，有感受到足夠的被支持與安全感嗎？

自己成年後面對男性時的付出或接收，與面對父親時有何相似或相反處？

自己會否對男性夥伴過度付出，重複自己對父親的不滿足？

或是藉由索取男性夥伴的付出，來填補自己對父親的不滿？

請在使用完身體花晶與口服花晶後，試著針對第 4 脈輪作深度覺察：

(1) 你最常否定的、美化的、偽裝的、意圖切割的個人面向總是些什麼？（例如否認自己是個會嫉妒的人、美化自己的虛偽做作、假裝自己是個大方不計較的人……）

(2) 當你企圖要否定、偽裝、切割的個人面向浮現時，你通常以什麼樣的方式對待這些面向的自己／或是如何面對也有著相同面向的他人？（例如批判／罪惡／極力否定／想要修正這樣的自己）

(3) 撇除世俗的是否對錯、道德標準，你能經常真心祝福他人的幸運順遂嗎？你對身邊的人會否有幸災樂禍，或見不得他人好的心態？（務必放下對錯與評判）

(4) 你若接受他人平白無故的好意，或迎來生命中莫名奇妙的幸運……你除了開心與驚喜外、還有什麼樣的感受呢？（例如不安／羞愧／理所當然／滿足感）

(5) 你個人在「付出／給予／承擔」的部分，一直處於什麼樣的狀態？（例如哪些層面即使不平不爽也習慣犧牲付出／哪些層面自己其實不夠擔當負責？）

3. 在第 4 脈輪使用完身體花晶後，若發生相關療癒反應，請進行對應的自我覺察：

(1) 手部酸／麻／熱／寒（釋放過去對「給予／接受」的匱乏失衡）

(2) 呼吸深淺變化（呼吸深：真正自我接納的能力提升／呼吸淺或心悶：釋放過去的悲傷心痛）

(3) 上半背酸／痛（釋放過去深信「我不夠好」的內疚自責）

(4) 第 4 脈輪任一處起疹：癢、熱、痛，或無感（釋放體內因恐懼及悲傷而積累的防禦性憤怒／發炎因子／自我毀滅模式）

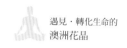
4. 在第 4 脈輪使用身體花晶後，若發生相關好轉反應，請同步觀察隨之而來的「好轉感受」：

呼吸順暢深沉、心肺功能提升、乳房豐盈膨潤、臉肌飽水透亮、上半背部舒展鬆動……

自我接納的愛上升、接受與給予的力量平衡、輕鬆擁有豐盛美好、與所有人的關係和諧流動……

◎使用「**4 號花晶**」時，每人的身心印記與療癒進程皆不相同，請勿抗拒或執著好轉反應的發生與否，只需謹記回歸身體覺察的本心，帶著理解、允許，陪伴所有的發生，生命的轉化必會隨之而來。

脈輪身體覺察部位

雙手手指、手掌、手腕環擦、
手肘環擦、腋下淋巴環擦、左
右乳房、中間胸口、左右鎖骨

脈輪針對花晶

四號花晶、氣結釋放
兒童心靈、心靈修護

第 4 脈輪

脈輪延伸花晶

情緒修護、財運之星、基因淨化
純淨極光、能量保護、能量淨化
身體修護、彩虹光體

最後一道能量工具

光子花鑰霜、各花晶彩油

所有身體花晶使用完畢後的最後一道程序都是光子花鑰霜或各花晶彩油，將能加
強放大及延長所有身體花晶的時效。

　　療癒煉金坊學院的教學核心是「身心覺察為主，能量工具為輔」：澳洲
花晶必須搭配正知正見的身心覺察，才能真正釋放身體印記、療癒內在凍
結、轉化人生命運，親自見證生命不可思議的無限可能。

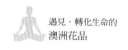

第5脈輪──喉輪
如實而有力量地表達自我

　　第 5 脈輪是靈性能量的第一個區域，對應的身體部位是頸椎，連結靈性中心點「頂端頭顱」，與愛的能量中心點「中間胸口」，以及物質能量中心區「身體軀幹」。

　　第 5 脈輪決定我們能否成為自我平衡權威的關鍵，更是我們能否超脫小我，臣服於大我，將個體生命交託給一體生命的身體能量中心，不再頑固地在潛意識中持續以內在小孩的創傷能量與原生家庭的父母對峙，停止和自己的命運模式抗衡，讓我們可以放掉潛意識的「過去、業力、小我」所締造出的「習氣、慣性、舊有的命運模式」。

第5脈輪各身體部位的潛意識訊息

身體各部位所展現的徵象，都透露著潛意識的訊息，我們將依據部位詳述如下。

1. 口腔、牙齒

第5脈輪的口腔與牙齒是否健康，和第3脈輪的消化系統直接相關：口腔經常有破口、口苦口乾、火氣大，是因為第3脈輪肝膽的情緒怒火過多，長期的內火燃燒，會向上影響第5脈輪口腔發炎、上火破口，肝火過盛而導致口苦口乾，反映內在有很多未被正確表達的憤怒，會在不適當的時候爆發不滿，陷入「壓抑對他人的怒→爆發不滿→產生對自己的怒」的循環。

牙齒正常清潔卻經常蛀牙，也與第3脈輪的消化系統有關。當情緒從第5脈輪被隱忍壓抑，將由第3脈輪消化系統承接，影響左脾胃的胃酸分泌及右肝膽的解毒功能，讓第5脈輪的唾液酸鹼失衡，使牙齒遭受侵蝕。於是有些人即便正常清潔仍經常蛀牙，幾乎都有隱忍妥協、不表達自己真實感受及內心需求的慣性。

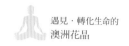
2. 甲狀腺

　　身體所有的腺體都是精微能量，以無形流動的方式貫穿全身機能的運作，我們若是未能覺察，甚至不斷地複製貼上情緒的印記，將導致原本無形流動的精微能量腺產生凍結，再進一步成為「有形的堵塞」，如結節、硬塊、腫瘤。

　　與「甲狀腺」相關的問題，都是來自長期壓抑自我脆弱，勉強自己呈現一個強者的姿態，不允許自己軟弱，不允許自己示弱，不允許自己「不能」，不允許自己「做不到」。這些勉強將會延伸到頸椎，造成負荷，肩膀會感覺格外緊繃、沉重、僵硬，因為內在「強加給自己的負荷過多，扛起不屬於自己的責任」，所以心靈形塑身體，就會出現以上的症狀。

　　1-3-5 脈輪相互串聯，彼此的運作會產生對應。例如第 5 脈輪的甲狀腺失衡分為「亢進」或「低下」，就會對應第 3 脈輪腎上腺素的「戰」與「逃」模式，當第 1 脈輪的身心印記層層凍結，就會影響到生存的安全感，不斷重播的匱乏、焦慮、恐懼感等情緒印記，會從第 1 脈輪串聯而上，導致 3-5 脈輪的失衡。

　　又好比第 1 脈輪的行動力：拖延自毀或競爭輸贏，會連動影響到第 3 脈輪的自卑軟弱或自大侵略，對第 3 脈輪的腎上腺素產生干擾，而陷入戰鬥或逃跑模式，再干擾到第 5 脈輪，造成過度表達或壓抑表達，進而影響甲狀腺的亢進或低下。

第 5 脈輪——喉輪

臣服於神性

外在口才表述能力（言語／文字／肢體）
內在自我坦誠力是（權威特質／領袖能力）

鎖骨到下巴的範圍：
左右肩頸、喉、支氣管、大椎、口腔牙齒、
咀嚼肌、腮線淋巴、扁桃腺、甲狀腺

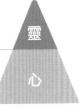

靈

心

身

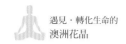
3. 肩膀

第 5 脈輪的肩膀對應「正確承擔責任的能力」，很多人的肩膀都有大小不一的症狀，輕則緊繃不適，重則僵硬疼痛，甚至影響周圍的肌肉組織纖維化，原因來自於我們「對外在責任的過度負荷」，同時反映出我們的內在真相是「對自己的不負責」。

我們常常背負了過多不屬於自己的責任，也許是情感上的，也許是物質上的，許多人都將自己綑綁在一個看似「不得不」的處境下，其實「對外過度負責」的人，相對來說，就是「對自己不負責任」，往往是「雙向（對人對己）的不負責」（詳情請見第三章「口服花晶能量」）。

4. 喉嚨、支氣管

我們通常是透過喉嚨發聲說話來「對外表達」，這是一個內外象徵，當我們未能適時適當地為自己表達真實的情緒感受、想法需求，喉嚨及周遭的器官就會產生症狀。

喉嚨發炎、氣管炎、扁桃腺發炎等症狀與「習慣壓抑情緒、吞嚥真心話」有關，當我們將情緒感受透過喉嚨隱忍壓抑，就會造成「哽咽感」，這包括對「不敢表達、無法表達」的「自我憤怒」，這份情緒印記將使身體對應的這份情緒印記將使身體對應的部分產生發炎，炎有兩個火，憤怒是火的能量，當我們對自己的憤怒累積到一定程度，

身體就會發炎。

　　身體無時無刻在為我們承接未經覺察的情緒印記，也會透過各種方式去排放情緒印記，有些人排放的症狀是「咳嗽」，這是身體在擠壓出平時自己沒有真實自我表達而產生出的「怒」、俗稱「心火」。

5. 頸椎、脖子

　　脖子頸椎象徵「低頭、順服、臣服」的能力，通常這個部位過於緊繃、僵硬，甚至強烈疼痛，都是內在對自我命運的對抗，也就是內在小孩對原生家庭「因無數的失望而產生的叛逆不服」，這將導致成年後易陷入權威課題，引起自己與他人的抗爭。

對應身體各部位，選擇適合自己的花晶

口腔、牙齒

※ 所有與口腔、牙齒的相關狀態，都建議在第5脈輪加強使用「5號花晶」，在第3脈輪使用「3號花晶」，在第2-3-5脈輪使用「情緒修護」，在1到6脈輪全身使用「光子花鑰霜」，在1-2-3脈輪全區使用「火彩油」，全身用「Moor」搓洗，尤其加強在2-3-4-5脈輪使用；搭配口服花晶「身心淨化」、「轉換力」、「原動力」。

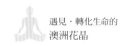
甲狀腺

※ 所有與甲狀腺功能相關的身體狀態，都建議在第 5 脈輪加強使用「5 號花晶」，
在第 3 脈輪使用「3 號花晶」，在第 1 脈輪使用「1 號花晶」，在 2-3-5 脈輪使
用「情緒修護」，在 1 到 6 脈輪全身使用「光子花鑰霜」，在 2-3-4-5 脈輪全
區使用「風彩油」，每天用「Moor」搓洗全身，尤其加強在 2-3-4-5 脈輪使用；
搭配口服花晶「身心淨化」、「能量」。

肩膀

※ 所有與肩膀頸椎相關的身體狀態，都建議在第 5 脈輪加強使用「5 號花晶」與
「氣結釋放」，在 5-6-7 脈輪使用「意識轉化」，在 1 到 6 脈輪全身使用「光
子花鑰霜」，在 3-4-5 脈輪全區使用「氣結彩油」，每天用「Moor」搓洗全身，
尤其加強在 3-4-5 脈輪使用；搭配口服花晶「叛逆心」、「轉換力」。

喉嚨、支氣管

※ 所有與喉嚨、支氣管相關的身體狀態，都建議在第 5 脈輪加強使用「5 號花晶」，
在第 4 脈輪使用「4 號花晶」，在第 4-5-6-7 脈輪使用「意識轉化」，在第 1
到 6 脈輪全身使用「光子花鑰霜」，在 4-5 脈輪使用「風彩油」；搭配口服花
晶「叛逆心」、「轉換力」、「豐富力」。

頸椎、脖子

※ 所有與脖子、頸椎相關的身體狀態，都建議在第 5 脈輪加強使用「5 號花晶」
與「氣結釋放」，在 5-6-7 脈輪使用「意識轉化」、「靈性修護」，在第 1 到
6 脈輪使用「光子花鑰霜」；搭配口服花晶「叛逆心」、「轉換力」、「大地
之母」、「關係花園」。

第5脈輪的心靈對應：真實自我表達能力

脈輪是 1-3-5 對應：

第 3 脈輪的心靈對應，是「身心靈」三個層次的消化系統。

第 5 脈輪的心靈對應，是「身心靈」三個層次的表達能力。

1. 第 5 脈輪對應的物質表達能力：

口才的邏輯性與次序性、文字創作的才華能力、肢體語言的流動力。

2. 第 5 脈輪對應的心靈表達能力：

當我們真心聆聽自己內心的真實感受，才能對外如實又有力量地表達；當我們停止對自我及他人的謊言與虛偽，將自然提升說話的氣質與內涵，既能自在地真實傾訴與傳遞訊息，也會得到他人發自內心的傾聽與敬重。

3. 第 5 脈輪對應的靈性表達能力：

超越言說的臨在狀態，自動成為散播生命真理的領導者，停止與命運／他人／自我（神性）抗爭，以順服生命之流的力量化解舊有宿命。

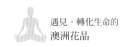
　　第 5 脈輪所有身體部位皆有完整的身心靈訊息／潛意識信念，為自己練習完整的身心對應，將會大幅增加身心覺察與自我療癒的能力，真正活出改寫命運、轉化生命的奇蹟。

對應想要加強的表達能力，選擇適合自己的花晶

物質表達能力

※ 如想發揮正向的口才、文字、肢體表達能力，可在 5-6-7 脈輪加強使用「5 號花晶」、「財運之星」、「靈性修護」、「光子花鑰霜」、「黃晶豐盛彩油」；搭配口服「原動力」、「創造力」：將明顯提升向外表達自我的靈感、勇氣，發揮每人天生內建的天賦實力。

心靈表達能力

※ 如想加強言說真相、活出真實的力量，可在第 5 脈輪全區加強使用「5 號花晶」、在 5-6-7 脈輪使用「靈性修護」與「彩虹光體」；搭配口服花晶「創造力」、「神聖轉化」：將會明顯提升對外如實表達的力量。

靈性表達能力

※ 如想增強自我臨在的能量，可在第 5 脈輪全區加強使用「5 號花晶」、在 5-6-7 脈輪使用「靈性修護」與「彩虹光體」；搭配口服花晶「寧靜心」、「神聖轉化」：將能由內而外地透現生命本有的臨在場域，以內在領袖的力量影響周遭的人。

第5脈輪的失衡狀態

失衡一：隱忍壓抑、口是心非、自我背叛

遇見權威者容易迎合、討好、隱藏自己的真實感受，就如兒時弱勢的自己面對父母的姿態一般；當我們兒時的情緒感受經常遭遇壓抑、否定，甚至懲罰時，成年後容易委屈自我、不敢提出要求，甚至會主動放棄自己的權益，使第3脈輪左脾胃的功能弱化，因為承接太多心酸苦水，長期犧牲真實自我的聲音，便形成了「自我背叛」的模式，內裡會產生極大的衝突感，這份衝突會在無意識層面延伸到「各種關係」，這是為何許多人在關係中都容易經驗到與「欺騙、背叛」相關的議題。

長期處在第一種失衡狀態的身體，容易胃脹消化不良、胃酸過多（習於隱忍壓抑），影響唾液酸鹼，口腔牙齒易受侵蝕（脈輪3-5交互影響），肝火引發心火，胸口臉部易長痘（長期對自己的內在憤怒），甲狀腺功能易低下。

◎針對失衡狀態一的花晶療癒建議

長期處於在第5脈輪第一種失衡的個案，建議在第5脈輪加強使用「5號花晶」，在1-3-5脈輪使用「財運之星」，在2-3-5脈輪使用「情緒修護」，在1到6脈輪全身使用「光子花鑰霜」；搭配口服花晶「原動力」、「豐富力」、「創造力」、「能量」：將能釋放兒時不被允

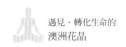
許表達、不被傾聽理解的創傷凍結，使失衡於軟弱的陰性能量，導向平衡正向的勇氣力量，發自內心敬重自我感受，敢於表達真實的情緒想法，也會帶動他人對自己所言所行的尊敬與看重。

失衡二：易生衝突、反叛權威、背叛他人

會將內在小孩對兒時印象中的父母的失落與憤怒，投射到具有專業性、高位階、能夠評斷自我價值的權威人士，於是面對權威者都容易心生不滿不服，具有挑釁挑戰的意圖；與人的關係也容易陷入第 3 脈輪右肝膽的情緒能量，對他人產生指責與批判，脫口而出的話語及態度總是容易刺耳傷人，源於兒時在原生家庭中被父母的其中之一或雙方，以相同模式對待，於是將這份兒時印記如實複製貼上到成年的模式中，讓當年被嚴厲挑剔、批判的兒時創傷，在成年後轉變為人我關係中的矛盾、衝突、不和諧的根源。

長期處在第二種失衡狀態的身體，肝火旺、口氣大、口腔易生破口，總是身陷內在憤怒的情緒能量中；因內在憤怒引起慢性發炎，導致身體皮膚系統易過敏發炎，頸椎易僵硬不適，甲狀腺功能容易亢進（將內在小孩對父母的情緒轉為對權威上位者不服抵抗之心）。

◎針對失衡狀態二的花晶療癒建議

長期處於在第 5 脈輪第二種失衡的個案，建議在第 5 脈輪加強使用「5 號花晶」，在 2-4-5 脈輪使用「心靈修護」與「兒童心靈」，在 1 到 6 脈輪全身使用「光子花鑰霜」；搭配口服花晶「理性與感性」、

第 5 脈輪——喉輪

最高平衡 vs 失衡狀態

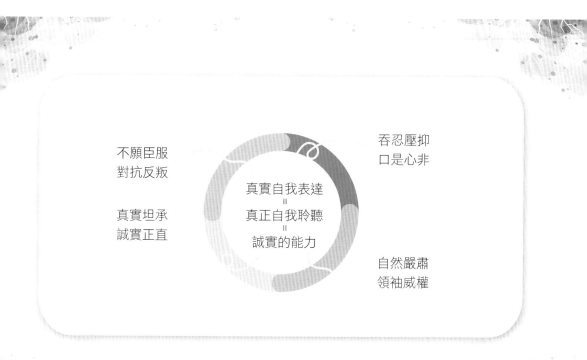

不願臣服
對抗反叛

真實坦承
誠實正直

真實自我表達
＝
真正自我聆聽
＝
誠實的能力

吞忍壓抑
口是心非

自然嚴肅
領袖威權

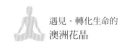
「關係花園」、「親密情」、「叛逆心」：將會深入自己總是認為沒被滿足的委屈與憤怒，釋放背後的卑微、悲傷及脆弱，讓包裹在外的憤怒盔甲逐漸卸除，親手撫平內在小孩對生命中第一個權威（父母）的傷痛凍結，停止成年後不斷投射出的權威課題，讓自己的過度陽剛平衡於柔性的力量，成為剛柔並濟的自我生命權威。

　　以上是第 5 脈輪的兩極失衡，在我們落實身心覺察將所有面向的自己一一認領回來前，都極有可能「同時並存所有失衡的面向」，差別只在內隱或外顯。

　　第 5 脈輪所有身體部位皆有完整的身心靈訊息／潛意識信念，**利用澳洲花晶落實第 5 脈輪的身心覺察，必能大幅增加身心覺察與自我療癒的能力**：將會釋放深度的身體印記、兒時創傷印記，真實照見內在小我的狀態，真心謙卑地交託生命大我，發展第 5 脈輪的最高平衡──臣服於一體心靈的力量，為物質自我開啟更高維度的意識頻率，讓靈性智慧介入我們的人生命運，**真實活出改寫命運、轉化生命的奇蹟**。

與第5脈輪對應的
「5號花晶」

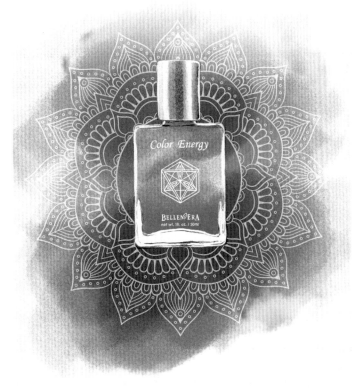

「5 號花晶」Colour Energy：Chakra 5

全成分

水、白蘭地、洋甘菊、沒藥、尤加利、百里香、梔子花、古龍眼、
土耳其灌木、金鐘花、鳶尾花、綠松石、藍晶石

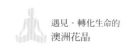
「5號花晶」的適用部位與身體療癒

◎「5號花晶」對應的是第5脈輪／喉輪。

◎適用於左右肩膀、鎖骨到下巴、整個脖子／大椎／頸部環繞一圈的範圍（含鎖骨淋巴、腮腺淋巴、支氣管、甲狀腺、口腔、牙齒、牙齦、舌頭、咀嚼肌……）。

◎「5號花晶」的顏色是深邃的藍色，第一道視覺療癒反映內在的深度、心靈的內涵、表達的敞開度。

◎對5號花晶的顏色或氣味感到排斥、冷感，或反感的人，因為長期害怕觸碰真實自我，通常也不擅長需內化精髓或是處理講究內涵的訊息，易流於表面的知識概念，與頭腦智力無關，純粹是潛意識對內心真實情感的凍結、導致外在陷於膚淺。

「5號花晶」使用注意事項

一、 我們愈排斥某些顏色或氣味的身體花晶，就代表該花晶的能量頻率直接共振潛意識最需面對的創傷凍結，潛意識的自我保護機制才會以「抗拒、不喜歡、覺得不重要／不需要／沒有用」的表意識感受讓我們自主略過、迴避、避免觸碰。

如果不喜歡5號花晶的顏色或氣味，或認為自己根本不需要5號花晶，或頭腦直接以功能對應就判定5號花晶沒有用處的夥伴，我會建議請刻意加強使用5號花晶，潛意識必會透過身體能量轉換，共振

出意想不到的療癒釋放，發生出乎預料的生命變化。

二、　由於身體花晶有兩道療癒（色彩療癒／嗅覺療癒），不建議將一種以上的身體花晶混合在一起使用。若想在同個脈輪部位疊加使用一種以上的身體花晶，請在該身體部位使用完一個花晶品項後，再接續疊用使用下一個花晶品項。

三、　我們在使用身體花晶時，是在利用花晶的高頻能量去交換身體低頻的厚重能量（身體印記），所以在使用任何花晶時，**都需有意識地豐盛使用。**

豐盛使用花晶的定義是**擦到該部位感覺濕潤為止**，因為身體是有記憶的，我們若在對待身體時是匱乏、小氣、捨不得的心，身體會持續記錄相同的印記，也會散發相同的能量頻率，為我們吸引來同等匱乏、小氣、對自己無法大方的人事物境。但當我們因為了解身體的重要性，而在使用花晶時有意識地豐盛付出、大方使用，身體也會同步記錄，散發相同的能量頻率，為我們吸引來同等大方的人事物境，我們便可愈加輕易享有生命的豐盛。

四、　澳洲花晶的高頻能量是釋放身體印記的絕佳輔助工具，但使用時必須落實身心覺察，才能利用花晶工具釋放身體印記、轉化人生命運，活出無限豐盛的精采生命。

所以使用身體花晶時，請留意以下的身心覺察線索：

1. 身體花晶的顏色如特別殘留在某身體部位，需額外加強補充，並請針對此花晶的主題及該身體部位的身心對應作自我覺察（請

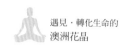
重溫第 32 頁「身體花晶的第一道療癒：色彩視覺療癒」的說明）。

2. 在豐盛使用花晶時，不同身體部位所到達濕潤的程度是否不同？舉例：也許使用 5 號花晶在右肩膀時，一至兩遍就足夠濕潤，但左肩膀也許需要使用三到四遍，說明第 5 脈輪的左半邊較缺乏能量的支持。

這時請利用身心覺察的線索進行自我覺察：

肩膀對應真實負責的能力；

左邊對應陰性能量／母親；

綜合以上，請進一步對比：

從小眼中的母親，對自己與家庭的責任歸屬是否平衡？

自己成年後面對責任時的承擔度、付出度，與兒時印象中的母親有何相似或相反之處？

自己對於過度負責或不夠負責的人，大多有什麼樣的觀感／評價？

身體左半邊屬陰性能量、對應內在感性、與母親的關係：我們可以利用第 5 脈輪左半邊的身體狀態深入自己與母親的關係，檢視自己面對責任的態度與模式和母親有何相似或相反的地方？身為孩子的自己對母親面對責任的模式又有哪些情緒感受？

身體右半邊屬陽性能量、對應外在理性、與父親的關係：我們可以利用第 5 脈輪右半邊的身體狀態深入與父親的關係覺察，檢視自己面對責任的態度與模式和父親有何相似或相反的地方？身為孩子的自己對此又有哪些情緒感受？

請在使用完身體花晶與口服花晶後，試著針對第 5 脈輪作深度覺察：

自己的情緒感受、真心話語、想法或理念，在什麼時候、面對什麼樣的人事物境或關係時，會出現以下狀態？

(1) 壓抑隱忍，甚至產生違背自己真實心意的言語行為。

(2) 你通常特別否認的「真實念頭」總是些什麼？你又會如何處理它們？

(3) 以上狀態是否和兒時自己對父母親的印象，以及他們實際對待你的方式有相似之處？

(4) 兒時曾對「表達情緒」有何負面經驗？（例如表達脆弱時被怒斥、表達渴望時被拒絕、表達生氣時被嚇阻……）

(5) 你對「說真心話／表露真實的自己」有何感受？

(6) 你習慣以怎樣的方式「不表達或是過度表達」自己？（擅於美化迂迴解釋／口是心非／隱藏壓抑，或經常不甘示弱、辯解、聲討……）

(7) 你現在的表達方式與兒時的自己及父母有何相同或相反之處？

(8) 你面對被認定的權威者，外在總是習慣呈現出什麼樣的應對模式呢？（取悅、討好、害怕、冷漠、不服、對抗、競爭……）

(9) 延伸問題：你面對權威人士時的情緒感受及外在模式，和你內在小孩對父母的真實情緒感受有何相似之處？

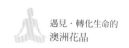
3. 在第 5 脈輪使用完身體花晶後，若發生相關療癒反應，請進行
對應的自我覺察：

    (1) 咳嗽：乾咳或咳痰（釋放過去「敢怒不敢言」的情緒印記）

    (2) 口苦／口臭／口破／口乾舌燥（釋放過去「有口難言、有苦
        說不出」的身體印記）

    (3) 牙齦腫脹／痠／痛／麻（釋放過去「咬牙隱忍」的慣性模式）

    (4) 第 5 脈輪任一處起疹：癢、熱、痛，或無感（釋放體內因恐
        懼及悲傷而積累的防禦性憤怒／發炎因子／自我毀滅模式）

4. 在第 5 脈輪使用身體花晶後，若發生相關好轉反應，請同步觀
察隨之而來的「好轉感受」：

肩膀頸椎的鬆動彈性、支氣管的健康平衡、口腔的潔淨度與強健
度自然提升⋯⋯

對外的表達能力增強（言語／文字／肢體）、主導自我生命的內
在力量、更能謙卑地向未知臣服⋯⋯

◎使用「5 號花晶」時，每個人的身心印記與療癒進程皆不相同，
請勿抗拒或執著好轉反應的發生與否，只需謹記回歸身體覺察的本心，
帶著理解、允許，陪伴所有的發生，生命的轉化必會隨之而來。

脈輪身體覺察部位

左右肩膀、喉嚨、頸椎
脖子環繞一圈

脈輪針對花晶

5號花晶、氣結釋放
意識轉化、靈性修護

第 5 脈輪

脈輪延伸花晶

兒童心靈、心靈修護、情緒修護、
財運之星、基因淨化、純淨極光、
能量保護、能量淨化、彩虹光體

最後一道能量工具

光子花鑰霜、各花晶彩油

所有身體花晶使用完畢後的最後一道程序都是光子花鑰霜或各花晶彩油,將能加強放大及延長所有身體花晶的時效。

療癒煉金坊學院的教學核心是「身心覺察為主,能量工具為輔」:澳洲花晶必須搭配正知正見的身心覺察,才能真正釋放身體印記、療癒內在凍結、轉化人生命運,親自見證生命不可思議的無限可能。

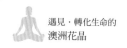

遇見‧轉化生命的
澳洲花晶

第6脈輪——眉心輪
啓動心靈之眼、連結靈性真相

　　第 6 脈輪是我們與內在靈性的連結，幫助我們洞察自我真相，提升覺察能力的能量中心，同時串聯起脈輪 2-4-6 的陰性能量，可幫助我們放下人性小我的傲慢、允許大我意識的帶領，讓我們可以取用第 6 脈輪的靈性智慧。

　　當第 6 脈輪的身心能量處於平衡狀態，我們會敢於直視自己的內在真相、放下自我完美的偽裝，一一拆解被小我創造出來的創傷幻象，中性的連結本所具有的靈性智慧，讓我們既不錯誤地向外「尋求靈性連結」，也不會因小我傲慢地「拒絕大我的帶領」，能自然而然地順隨生命之流，謙卑地將非凡的靈性意識帶入平凡的世俗人生中，使生活富有神性靈感的創意，更進一步發揮推己及人的影響力量。

第 6 脈輪各身體部位的潛意識訊息

身體各部位所展現的徵象，都透露著潛意識的訊息，我們將依據部位詳述如下。

1. 臉部肌膚

身體皮膚與臉部肌膚的皮脂腺分泌程度不同，各自對應的內在狀態也有所不同。身體皮膚的症狀是來自「人我邊界」的潰堤，與第 3 脈輪的情緒印記與極度緊繃的太陽神經叢（內在衝突）較為相關，臉部肌膚的症狀則來自於我們對自己的完美主義／自我挑剔。（有明顯皮膚問題的人建議閱讀第一章「第 3 脈輪」、第三章「口服花晶——寶貝肌膚」、第四章「Moor ／墨泥」的章節內容）。

2-4-6 脈輪具有相對應的關係，當臉部肌膚發生任何看似過敏的症狀，都顯示外在性格有著「極度在意他人眼中的自我形象、好面子、愛逞強」等特質；根源是從第 2 脈輪「內在小孩與母親的關係」，影響到第 4 脈輪的主題「我們與自己的關係：自我接納的能力」，再延伸到第 6 脈輪的失衡「完美主義」。所以我們真正敏感的原因不在臉部肌膚，引發我們過敏的也不是外在環境，而是我們基於兒時印記，試圖在外追求「成為更好的自己，變得更完美的自己」所引起的「內在過敏」。

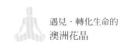
臉部肌膚乾燥、發癢、脫屑

臉部肌膚缺水、乾燥，通常補充外在保養品或多喝水都難以解除，因根源是原生家庭與母親的關係問題，使第 4 脈輪強烈地自我批判，導致呼吸極短淺，影響細胞含氧量，使肌膚飽水度低下，才延伸至第 6 脈輪的臉部肌膚乾燥、發癢，甚至脫屑。

臉部經常出油、敏感發炎、長膿皰

當第 3 脈輪右肝膽儲存過多自我憤怒的內火，便會影響排毒系統的平衡，造成身體毒素物質堆積，需要透過皮膚系統排出，因此使臉部的油脂分泌失調，發生「經常出油、敏感發炎、長膿皰」等臉部肌膚症狀；根源是與父親的關係，對父親與自己有極度的憤怒、不滿。

因內分泌失調的臉痘

所有因內分泌而起的臉部問題，用任何藥物都難以根治，因根源是第 2 脈輪「與母親的關係」（對得不到的母愛的創傷凍結），影響內在對陰性能量的排拒，導致內分泌失調。

臉部表情

所謂「相（第 6 脈輪）由心（第 4 脈輪）生」，有些人的臉部表情，常被誤解成「不笑就像在生氣」、「不笑感覺很兇，很有距離」，其實心中也渴望被溫柔對待、被人主動靠近，只是「第 4 脈輪總是認為自己還不夠好的羞愧感」，讓自己不斷在努力活得很好，也很怕被人發現自己其實還不夠好的焦慮中，不由自主地以距離感來武裝自己，並反映到「第 6 脈輪的臉上總是呈現出生人勿近的距離感」，其實只

是脆弱的內在小孩試圖要自我保護而已。有些人的臉部氣質，則是**容易讓人覺得「委屈、苦情、弱勢」，是內在力量無法展現，讓第 4 脈輪的心中產生「有志難伸」的憋屈感。**

2. 第 6、7 脈輪的頭痛、頭暈

任何身體的頭痛（含偏頭痛、神經性抽痛、女性生理期頭痛）皆來自現實生活中早有「令人頭痛的人物、事件、關係」，代表背後有著自己「不願深入也不敢觸碰的心痛」，通常和內在小孩對母親的創傷凍結直接有關。所以很多人的慣性頭痛幾乎無法紓解，因為那不是純粹的生理問題，而是潛意識的自保機制：「頭痛問題愈嚴重，代表對早已存在的心痛迴避愈久。」

正因內在凍結長期被頭腦表意識刻意忽視、迴避、不面對、不處理，所以身體只能不斷幫我們承接，將我們長期迴避的心痛，累積成肉體的頭痛；我們再帶著「表面頭痛、實則心痛」的低頻率，持續吸引來「繼續令自己感到頭痛」的人、事、物、境，以此不斷重複內在小孩對母親的仍未化解的創傷凍結。

女性生理期頭痛

女性好發在生理期間的頭痛症狀和第 2 脈輪賀爾蒙分泌有關，同樣直接連結內在與母親的關係及自己對女性身分的自我價值感。

請在身體覺察的過程中「帶著理解」去陪伴頭痛的身體感受，讓背後被掩埋的心痛凍結能隨之浮現、並被一一釋放。

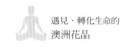
經常頭暈、方向感不好、認路困難

脈輪 2-4-6 對應，在第 6 脈輪經常感到頭暈的人，第 4 脈輪的心肺功能都欠佳，呼吸很短淺，導致腦部常態性缺氧（第 4 脈輪的失衡根源是第 2 脈輪），同時也會連動到第 5 脈輪肩膀對應的「自我負責的能力」。

這也與「生命的方向感」有關，當我們不願（不敢）觸碰兒時印記的凍結，選擇迴避自己的內在情緒、外在責任、人生際遇，就會呈現出「裝傻、迷糊、狀況外」的樣子，讓自己陷於「暈頭轉向、搞不清楚方向」的狀態，這會造成身體也發生相對應的「頭暈症狀」，或是顯現在日常生活中對自己所在的環境位置、路況方位呈現出同樣的「搞不清楚方向、認路困難、無法辨別當下所在之處」的狀態。

經常頭痛的人，習慣用過度理性逃離觸碰真實的情感連結；經常頭暈的人，習慣用過度感性模糊正確的事實真相。

3. 眼睛

第 6 脈輪是協助我們聽從內在靈性、洞悉自我真相的能量中心，因此第 6 脈輪的「第三隻眼」是在幫助我們向內觀照自己的「智慧之眼」。肉體眼睛則是身體協助我們在物質世界使用的工具，當我們的頭腦表意識太執著於「眼睛的肉眼所見、眼見為憑」，而忽視內在第 6 脈輪「智慧之眼的洞見覺察」，潛意識便會對自己總是「迴避看見」內在的自我真相感到憤怒，這時就容易發生各種眼睛症狀。

第 6 脈輪——眉心輪

靈性智慧、神性靈感、高頻意識的創意

靈

第三隻眼 = 突破自我幻象 = 面對內在
真相的能力

心

整張臉、五官：
顏面神經（神經系統）、眼睛（視覺）、
鼻子（嗅覺）、耳朵（聽覺）、後枕骨、
松果腺體

身

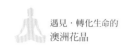

近視、遠視、閃光、青光眼、老花眼、白內障

當我們只憑藉肉體眼睛在主導人生，會非常容易陷入身體印記的「複製貼上」：沉迷內在創傷信念投射在外的故事情節，認同自己身在其中的「受害身分」，這將使第 6 脈輪的能量不斷瘀塞凍結，導致肉體眼睛的退化，形成各種與眼睛相關的症狀疾病。

眼睛乾、癢、發炎、發黃

對應第 3 脈輪左脾胃的隱忍壓抑在先，爾後引發右肝膽的自我憤怒（對逃避面對情緒真相的自己憤怒），內在過燥的右肝火便會引發眼睛發癢、發炎、發黃的相關症狀。

4. 鼻子

鼻子與第 4 脈輪的呼吸系統相通，因此鼻子的狀態也反映出第 4 脈輪「與自己真實的關係品質、自我接納的能力」。

鼻子過敏

鼻子過敏的人，內在都有因「無法接納本然的自己」而形成的「完美主義」，無論是透過外在行動去積極追求更好的自己，或是消極地在心中以貶低的眼光看待自己，內心都對自己充斥著挑剔與不滿意。

鼻竇炎、鼻瘜肉

這是延伸自「鼻子過敏／完美主義」的身體印記，當我們基於潛意識內在小孩對愛的匱乏感，而努力追求成為更好的自己，卻不斷在外境中複製「無論再怎麼努力／再怎麼好都得不到想要的愛」的兒時

印記時，內在小孩會從「藉由追求完美證明自己有被愛資格」的動力，轉為加劇「無論如何我都不配得到愛」的創傷感受，便會進一步地生出「自我毀滅」的身心印記。

　　鼻竇炎是內在小孩對「永遠無法完美的自己」的深層憤怒；鼻瘜肉是內在小孩對「不完美的＝自己＝沒有被愛資格的自己」的憎恨感（絕望感），使潛意識加深「自我毀滅」的身體印記：阻擋呼吸的鼻瘜肉＝不夠好的自己不配活著。

鼻塞、流鼻水

　　眼耳鼻是相通的，經常流鼻水的人內心總是抗拒悲傷、脆弱、受傷的自己，習慣保持理性、避免因為情緒感受而流淚，無處疏通的情緒淚水便會以「流鼻水」的方式排出。

　　有些人如果常流鼻水，卻自認自己是能允許情緒流動的人，他們很可能只是藉由「不會直接觸碰內心」的外在投射（例如影劇、小說，或是他人的境遇）來引發情緒觸動，這與直面自己的內在感受無關，屬於更巧妙的「避免面對自己」而另尋宣洩的「投射性出口」。

5. 耳朵

　　肉體眼睛是「看見真相」（面對自己）的能力，耳朵是「聽見真相」（聆聽自己）的能力。耳朵的所有狀態都與第 1 脈輪的腎氣有關，當耳朵有任何症狀，都可以直接深入第 1 脈輪的身心覺察，往往會發現自己一直以來迴避聆聽的內在真相。

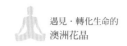

耳鳴

屬「忠言逆耳」的固執，不願「聽見真相」（聆聽內在小孩），幾乎源於原生家庭經常發生父母爭吵、父母對自己的情緒性辱罵，或曾聽聞家中難以消化的惡耗等兒時印記；耳塞與鼻塞同理；耳炎與鼻竇炎同源；耳水不平衡與頭暈症狀的內在因素相同。

6. 神經系統、睡眠問題（失眠、淺眠、多夢）

第 6 脈輪的神經系統受第 2 脈輪的內分泌影響，所引發的睡眠問題則與第 6 脈輪的靈性能量是否平衡有關。當我們的意識層次停留在內在小孩的求生模式時，身體的各大精微腺體就會在兩極失衡中擺盪，其中第 6 脈輪的「神經系統」（交感神經／副交感神經）會直接影響第 3 脈輪的「腎上腺素」（戰鬥／逃跑），我們會不斷進入焦慮不安的求生模式，其症狀之一就是「失眠、淺眠、睡眠問題」。

真正主導我們的是潛意識而非頭腦表意識，深度睡眠會讓我們每人得以「放掉頭腦表意識（謊言）」，進入到「深層的潛意識（真相）」。然而每一次的深度睡眠對小我都是一場「假死狀態」，那意味著我們失去了身分、執著、自我，和物質世界的所有一切認同，也就是說我們「失去了幻象」，這對小我而言等於「灰飛煙滅」。

所以在我們能深入療癒與父母的關係以前，對神性會有許多偏差謬誤的解讀，很難真正洞悉小我層次的運作，會在無意識中被小我意志主導，在頭腦層次抗拒「放鬆、放過、放下」的深度睡眠，寧可透

支身心能量停留在表意識的幻象世界，也要以「不入睡、難入眠、睡眠品質不佳」的狀態去逃避「深度睡眠所帶來的自我死亡」，這也同時切斷了我們在深度睡眠中與「大我、靈性、真相」連結的時刻。

因此任何睡眠問題，其實都與逃避內在真相有關，說明自己極度執著外在的故事、過去的發生、人生的困苦，才會抗拒進入潛意識的生命真相。

7. 松果腺體／第三隻眼

第6脈輪的松果腺體同時有著「第三隻眼」的稱呼，位於兩眉中間，是在幫助我們「向內觀照」的「智慧之眼」，然而很多人對第6脈輪兩眉之間的「第三隻眼」都有很大的誤解，例如可以通靈或能看見異次元世界的所在，誤以為那是「可看見某些靈體」或「可與某某靈溝通」的管道。第6脈輪確實可以幫助我們「通靈」，但真正「通」的是我們的內在心「靈」，「第三隻眼」是在幫助我們「看見」內在自我真相，而非通向外在的任何靈體，或是增添不實的靈通（靈視）能力。當第6脈輪松果腺體失衡時，就會出現常見的「靈性誤區」。

刻意追尋特殊靈力

在身心靈療癒與靈性成長的道路上，有些人會特別想要追尋特殊能力、靈通能力，這是內在小孩想以此得到自我優越感與個別特殊性，來獲取一直渴望被重視、認可、看重的匱乏感受，這樣的追尋很容易被靈性幻象迷障，也容易以靈性之名去合理化自我逃避的事實，甚至

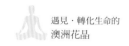

會不自覺地崇拜某些聲稱自己有特殊靈力的人士，極容易落入靈性幻夢的陷阱中，往往比一般人更難走入自我覺察的道路，難以向內連結真正的靈性之境。

特意彰顯特殊能力

我們每人都有「靈通能力、靈性直覺、特殊靈力」，就如我們每人都有「情緒印記、兒時印記、業力印記」一樣，沒有誰更多或更少，更高或更低；我們都有相同的生命課題與修煉的起點，差別只在有些人的先天特質較強烈，有些人是後天的鍛鍊強化；靈性就如肌肉，是人人天生內建，有人天生肌肉較發達，有人的肌肉較需後天的鍛鍊，但並不影響我們都是無二無別的生命；所以有些人的內在直覺較強烈，並不代表靈性意識較高階，有些先天直覺感知較強烈的人，如果沒有自我覺察的根基，會容易陷入小我的分裂感中，認為自己「與眾不同」，以此產生「別於他人的優越感」，會更難回歸內在真相的連結。

受困於特殊敏感體質

有些人會因為自己先天的敏感特質，認為自己比一般人更易受到人生起伏或內在痛苦，例如被能量干擾、易被別人誤解、天生與他人疏離、總是有所隔閡……最常見的困擾是「自己因為敏感體質總是被誤解、被貼標籤、無法融入他人、也無法坦露自己」，然而這些都跟敏感體質無關，這些只跟內在小孩的兒時印記有關。

先天的敏感體質也並不構成「被能量干擾」的原因，能量只能同頻共振，差別只在先天體質敏感者比他人更容易感受到自己在相同能

量上的共振，於是不小心誤會自己比他人容易「被干擾」，其中所有的「被干擾」都只是反映個人的身心頻率而已。

　　當第 6 脈輪的身心能量失衡時，會容易陷落的靈性逃避與靈性幻象。真正的療癒不是離苦得樂般的追求靈性美好，也絕不是一昧沉浸在過往故事的舊傷中打轉，療癒需建立在願意面對自己對生命的謬誤，揭露自己自願設定的受害故事與劇情，粉碎我們對自己各種信以為真的謊言，我們必須遵循「身心靈」的階梯，老實地從身體扎根，才能確保自己在自我療癒與靈性成長的過程中不落入向外追尋的匱乏陷阱。

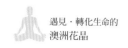
對應身體各部位，選擇適合自己的花晶

臉部肌膚

※ 所有臉部肌膚過敏問題，都建議在第 4 脈輪加強使用「4 號花晶」，在第 6 脈輪使用「6 號花晶」，在 2-4-6 脈輪使用「純淨極光」，在 1 到 6 脈輪全身使用「光子寶寶霜」，用「Moor」取代原有沐浴品使用於全身及臉部，在第 6 脈輪全臉使用「光子眼部精華」；搭配口服花晶「豐富力」、「寧靜心」、「磁波防禦」、「理性與感性」。

※ **第 6 脈輪臉部的身體花晶使用說明**

澳洲花晶全系列工具皆是純天然成分，是以天然植物製作的白蘭地，取代化學合成的防腐劑，因此要將身體花晶使用在眼睛周圍、整張臉部、下體黏膜處（陰莖／陰道口／尿道口／肛門）時，為免造成不適感，都建議先以 5-10 滴的身體花晶（可以疊加一種以上的身體花晶）與 10 元硬幣大小的光子花鑰霜或光子寶寶霜均勻混合後，再直接使用在臉部、眼睛周圍、下體黏膜處。

◎若在使用身體花晶時感到皮膚不適，並非因為花晶中的天然白蘭地，是內在心靈早已「過度敏感在先」，才讓身體皮膚系統「容易敏感在後」；所以通常在使用花晶前，皮膚系統早有敏感問題，反映內在對自我邊界的失衡、人我關係的失調。

建議使用針對皮膚療癒的花晶品項，將深度釋放造成皮膚過敏的創傷凍結，在內在心靈重建自己與世界的正確邊界，人我關係的親密和諧，使皮膚恢復自然原有的健康。

臉部肌膚乾燥、發癢、脫屑

※ 臉部肌膚乾燥、發癢、脫屑，建議在第 2 脈輪加強使用「2 號花晶」，在第 4 脈輪使用「4 號花晶」，在第 6 脈輪使用「6 號花晶」，在 2-4-6 脈輪使用「心靈修護」，在 1 到 6 脈輪全身使用「光子花鑰霜」，在第 6 脈輪全臉使用「光子眼部精華」；搭配口服花晶「豐富力」、「關係花園」、「急救」：將提升

第 4 脈輪的心肺功能、加深呼吸的深度、提高細胞的含氧量、恢復臉部肌膚（含頭皮）的滋潤，使臉部肌膚的保水度自然拉升。

臉部經常出油、敏感發炎、長膿皰

※ 臉部經常出油、敏感發炎、長膿皰，建議在第 3 脈輪加強使用「3 號花晶」，在第 2-3-5 脈輪使用「情緒修護」，在第 1 與 7 脈輪使用「6 號花晶」，在 1 到 6 脈輪全身使用「光子花鑰霜」，全身用「Moor」搓洗，並在 3-6 脈輪加強使用；搭配口服花晶「寶貝肌膚」、「理性與感性」、「身心淨化」：將釋放第 3 脈輪對父親與自己的憤怒，停止第 1 脈輪的自毀行動，轉化從小到大錯待憤怒的情緒創傷模式。

因內分泌失調的臉痘

※ 因內分泌引起的臉部肌膚問題：建議在第 2 脈輪加強使用「2 號花晶」，在第 4 脈輪使用「4 號花晶」，在第 6 脈輪使用「6 號花晶」，在 2-4-6 脈輪使用「心靈修護」，在 1 到 6 脈輪全身使用「光子光鑰霜」，全身用「Moor」搓洗，並在 2-4-6 脈輪加強使用，在第 6 脈輪全臉使用「光子眼部精華」；搭配口服花晶「身心淨化」、「寧靜心」、「大地之母」。

臉部表情

※ 習慣呈現嚴肅、有距離感的臉部表情，建議在第 4 脈輪加強使用「4 號花晶」，在第 6 脈輪使用「6 號花晶」，在 2-4-6 脈輪使用「心靈修護」，在 1 到 6 脈輪全身使用「光子花鑰霜」；搭配口服花晶「大地之母」、「關係花園」、「親密情」。

※ 習慣呈現委屈、有志難伸的臉部表情，建議在第 4 脈輪加強使用「4 號花晶」，在 3-4-6 脈輪使用「財運之星」，在第 6 脈輪使用「6 號花晶」，在 1 到 6 脈輪全身使用「光子花鑰霜」；搭配口服花晶「原動力」、「創造力」、「豐富力」、「能量」。

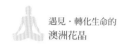
頭痛、頭暈

※ 所有與頭痛相關的身體狀態，都建議在1與7脈輪加強使用「1號花晶」，在第
6-7脈輪使用「6號花晶」，在第7脈輪全頭皮使用「7號花晶」，在5-6-7脈
輪使用「意識轉化」，在5-6-7脈輪使用「靈性修護」；搭配口服花晶「寧靜心」、
「磁波防禦」、「理性與感性」、「急救」。

女性生理期頭痛

※ 所有與賀爾蒙相關的頭痛狀態，建議在1與7脈輪加強使用「1號花晶」，在第
2脈輪使用「2號花晶」，在第6脈輪使用「6號花晶」，在2-4-6脈輪使用「心
靈修護」，在5-6-7脈輪使用「意識轉化」，在5-6-7脈輪使用「靈性修護」，
在第7脈輪全頭皮使用「7號花晶」，在1到6脈輪全身使用「光子花鑰霜」；
搭配口服花晶「大地之母」、「寧靜心」、「磁波防禦」、「理性與感性」、「急
救」。

經常頭暈、方向感不好、認路困難

※ 所有與頭暈相關的身體狀態，建議在1與7脈輪加強使用「1號花晶」，在第3
脈輪使用「3號花晶」，在第6脈輪使用「6號花晶」，在第7脈輪全頭皮使用「7
號花晶」，在第5-6-7脈輪使用「靈性修護」，在1到6脈輪全身使用「光子
花鑰霜」；搭配口服花晶「原動力」、「寧靜心」、「磁波防禦」、「理性與
感性」。

眼睛

※ 所有與眼睛症狀相關的身體狀態，都建議在第3脈輪加強使用「3號花晶」，
在第6脈輪使用「6號花晶」，在第7脈輪全頭皮使用「7號花晶」，在第5-6-7
脈輪使用「靈性修護」，在1到6脈輪全身使用「光子花鑰霜」，在第6脈輪
全臉使用「光子眼部精華」；搭配口服花晶「身心淨化」、「寧靜心」、「磁
波防禦」、「理性與感性」。

※ 針對眼睛視力的改善、眼壓的放鬆與解除、眼睛的日常保健、臉部肌膚美容保養的花晶使用，先將第 6 脈輪適用或延伸適用的任一身體花晶，倒出 10-15 滴在單手掌心上，再將另一手掌與之貼合，僅需輕輕貼合，毋須搓揉，確保雙手掌心都均勻沾染等量花晶，此時輕輕閉上眼睛，將已均勻沾染花晶的雙掌手輕輕覆蓋在眼皮上，停留 3-5 分鐘，讓花晶能量確實穿透。

再將第 6 脈輪適用或延伸適用的任一身體花晶（可以疊加一種以上身體花晶），以 5-10 滴的量與 10 元硬幣大小的光子花鑰霜或光子寶寶霜均勻混合，直接使用在臉部、眼睛周圍。

如想加強臉部肌膚的彈性保濕與亮白，可額外再將兩枚 10 元硬幣大小的**光子花鑰霜或光子寶寶霜**均勻厚敷在全臉，最後將**光子眼部精華**塗抹在全臉肌膚，眼部周圍額外加強，將能使臉上所有身體花晶與花鑰霜的物質性作用更深入穿透，延長時效。

以上方法每天落實，將會明顯感到眼睛健康度提升，見證眼睛與臉部肌膚的各大美容效果，除了平衡第 6 脈輪肉體之眼的保健，更重要的是第 6 脈輪第三隻眼（心靈之眼）的開啟。

眼睛乾、癢、發炎、發黃

※ **眼睛乾、癢、發炎、發黃**，建議在第 3 脈輪加強使用「3 號花晶」，在 2-3-5 脈輪使用「情緒修護」，在第 6 脈輪使用「6 號花晶」，在第 7 脈輪全頭皮使用「7 號花晶」，在第 5-6-7 脈輪使用「靈性修護」，在 1 到 6 脈輪全身使用「光子花鑰霜」，在全臉使用「光子眼部精華」，每天用「Moor」搓洗身體與臉部；搭配口服花晶「原動力」、「身心淨化」、「理性與感性」。

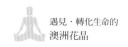

鼻子

※ 所有與鼻子相關的身體症狀，建議在第 4 脈輪加強使用「4 號花晶」，在第 6 脈輪使用「6 號花晶」，在第 4-5-6-7 脈輪使用「意識轉化」，在第 5-6-7 脈輪使用「靈性修護」，在 1 到 6 脈輪全身使用「光子花鑰霜」，在第 6 脈輪全臉使用「光子眼部精華」；搭配口服花晶「身心淨化」、「寧靜心」、「磁波防禦」、「理性與感性」、「急救」。

耳朵

※ 所有與耳朵相關的身體狀態，建議在第 1 脈輪加強使用「氣結釋放」與「1 號花晶」，補足腎氣與心血，在第 6 脈輪使用「6 號花晶」，在第 7 脈輪全頭皮使用「7 號花晶」，在第 5-6-7 脈輪使用「靈性修護」，在 1 到 6 脈輪全身使用「光子花鑰霜」，在第 6 脈輪全臉使用「光子眼部精華」；搭配口服花晶「身心淨化」、「寧靜心」、「磁波防禦」、「理性與感性」。

神經系統、睡眠問題

※ 所有與神經系統、睡眠問題相關的狀態，建議在第 1 脈輪加強使用「1 號花晶」，在第 6 脈輪使用「6 號花晶」，在第 7 脈輪全頭皮使用「7 號花晶」，在 5-6-7 脈輪使用「恬美夢境」，在第 5-6-7 脈輪使用「靈性修護」，在 1 到 6 脈輪全身使用「光子花鑰霜」，在第 6 脈輪全臉使用「光子眼部精華」；搭配口服花晶「寧靜心」、「磁波防禦」、「理性與感性」、「神聖轉化」。

刻意追尋特殊靈力

※ 當松果腺體失衡於刻意追尋特殊靈力，建議在第 1 脈輪加強使用「氣結釋放」與「1 號花晶」，讓氣血飽足　根於大地生命，在第 1-2-3 脈輪使用「財運之星」，在第 6-7 脈輪全臉全頭皮使用「6 號花晶」，在第 5-6-7 脈輪使用「靈性修護」，在 1 到 6 脈輪全身使用「光子花鑰霜，在第 6 脈輪全臉使用「光子眼部精華」；搭配口服花晶「寧靜心」、「磁波防禦」、「理性與感性」、「彩虹揚昇」。

特意彰顯特殊能力

※ 當松果腺體失衡於刻意彰顯特殊靈力，建議在第 1 脈輪加強使用「氣結釋放」
與「1 號花晶」，讓氣血飽足　根於大地生命，在第 2 脈輪使用「2 號花晶」，
在第 6-7 脈輪全臉全頭皮使用「6 號花晶」，在第 5-6-7 脈輪使用「靈性修護」，
在 1 到 6 脈輪全身使用「光子花鑰霜」，在第 6 脈輪全臉使用「光子眼部精華」；
搭配口服花晶「寧靜心」、「磁波防禦」、「理性與感性」、「彩虹揚昇」。

受困於特殊敏感體質

※ 當因松果腺體失衡讓自己受困特殊敏感體質，建議在第 1 脈輪加強使用「氣結
釋放」與「1 號花晶」，讓氣血飽足扎根於大地生命，在第 2 脈輪使用「2 號花
晶」，在第 1-2-3 脈輪使用「財運之星」，全脈輪適用「純淨極光」，在第 6-7
脈輪全臉全頭皮使用「6 號花晶」，在第 5-6-7 脈輪使用「靈性修護」，在 1
到 6 脈輪全身使用「光子花鑰霜」，在第 6 脈輪全臉使用「光子眼部精華」；
搭配口服花晶「原動力」、「寧靜心」、「磁波防禦」、「理性與感性」、「彩
虹揚昇」。

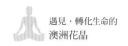
第6脈輪的失衡狀態

失衡一：沉浸虛幻不實的過度感性、靈性幻想

　　容易以「過度的感性感知」而遮蔽了自己的理性判斷，對於物質世界的創造能力很弱，總是偏向第1脈輪的拖延不行動或焦慮的胡亂行動，易在第3脈輪顯示出左脾胰胃的失衡，與第5脈輪的逃避現實責任的情況；源於兒時經常遭受原生照顧者「非理性的責備、處罰、驚嚇」的兒時印記，讓他們從小就經驗到「失去理性、不可理喻的混亂感知」的創傷凍結，成年後便會讓自己持續以相同的「混亂的感知」在經營人生；他們容易逃避面對現實人生，在接觸身心靈療癒時傾向追求特殊的靈性體驗，對靈性權威易有非理性的依賴投射。

　　長期處在第一種失衡狀態的身體，左半邊易有不適症狀（陷入被弱化的陰性能量），第3脈輪左脾胰胃易有失衡現象（隱忍壓抑），眼睛易生模糊／頭暈的症狀（不願看清現實真相／陷入暈頭轉向的人生境況）。

◎針對失衡狀態一的花晶療癒建議

　　長期處於在第6脈輪第一種失衡的個案，建議在第1脈輪加強使用「氣結釋放」與「1號花晶」，讓氣血飽足　根於大地生命，在第6脈輪全區使用「6號花晶」，在1-3脈輪使用「財運之星」，全脈輪適用「情緒修護」，在1到6脈輪使用「光子花鑰霜」，在第6脈輪全

第 6 脈輪──眉心輪

最高平衡 vs 失衡狀態

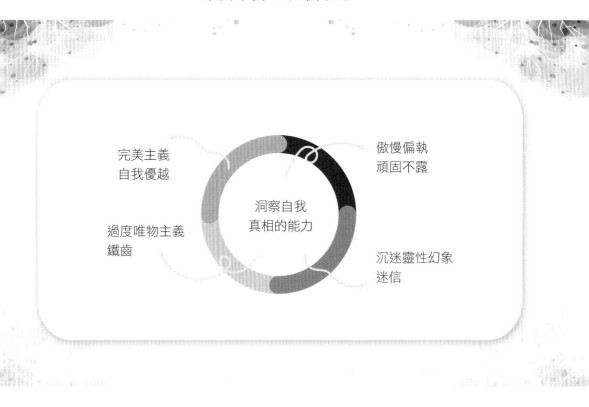

完美主義
自我優越

傲慢偏執
頑固不露

洞察自我
真相的能力

過度唯物主義
鐵齒

沉迷靈性幻象
迷信

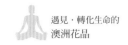

臉使用「光子眼部精華」；搭配口服花晶「原動力」、「豐富力」、「創造力」、「磁波防禦」、「彩虹揚昇」：深入自己一直以來不敢面對的「自我失敗、內在挫折、羞愧羞辱的感受」，一層層揭開自己經常利用哪些不實的感知在逃避現實生活、在什麼時候會選擇合理化自己的挫敗感受？自己一直以來又拒絕面對哪些應負的自我責任？以上層層深入將會釋放前所未有的陽性力量，協助自己平衡長期被陷入弱化的陰性能量。

失衡二：頑固自我的偏執、過度理性的傲慢

容易傲慢偏執、冥頑不靈，以完美主義打造自我優越感，對他人易產生敵意、嫉妒，進而鞭策自己，然而背後是極深的自卑，也極易對他人生出藐視、不屑、批判等內在眼光，實則是看待自己的真實眼光；源於原生家庭中曾遭受過「不被重視、在乎、看重」的「被忽略、忽視、不公平的偏心」，成年後便易以「阻斷脆弱的情緒感受」、「偏執自我的過度理性」來強勢發揮自我意志，企圖以此填補兒時不被肯定、被接納、被尊重的創傷印記。

長期處在第二種失衡狀態的身體，右半邊易有不適症狀（陷入被過度強化的陽性能量），易在第 3 脈輪右肝膽有失衡症狀（因自卑而生的自大／因自卑而生的自怒），各種第 6 脈輪的眼睛症狀（生理從肝膽失衡而致／心理不願面對自我），經常發生頭痛症狀（被長期迴避的內在心痛）。

◎針對失衡狀態二的花晶療癒建議

　　長期處於在第 6 脈輪第二種失衡的個案，建議在第 6 脈輪全區加強使用「5 號花晶」、「6 號花晶」，在 1-3-5 脈輪使用「心靈修護」，在 5-6-7 脈輪使用「靈性修護」，在 5-6-7 脈輪使用「意識轉化」，在 1-6 脈輪使用「光子花鑰霜」，在第 6 脈輪全臉使用「光子眼部精華」；搭配口服花晶「大地之母」、「豐富力」、「創造力」、「神聖轉化」、「彩虹揚昇」：深入自己一直以來「必須強勢、必須有力、必須勇敢」背後的「不敢無能、不能害怕、不敢承認也渴望被關愛與幫助」的自己，試著以身體覺察允許深層的脆弱情感流動，將會軟化過去因生存恐懼而起的頑固偏執、傲慢抗拒，潛意識會開始柔軟鬆動，向生命大我呈現交托與臣服，將在自我關係、人際關係與親密關係中，都發展出前所未有的和諧、親密、幸福的感受。

　　我們在落實身心覺察將每一個面向的自己都一一認領回來前，都極有可能「同時並存所有失衡的面向」，差別只在內隱或是外顯，全部都只是同一個等待被看見、聆聽，渴望表達的內在孩子。

　　第 6 脈輪所有身體部位皆有完整的身心靈訊息／潛意識信念，利用澳洲花晶落實第 6 脈輪的身心覺察：將會釋放深度的身體印記、兒時創傷印記，必能大幅增加身心覺察與自我療癒的能力，能以內在心靈之眼照見自我真相，停止內在小我以肉眼所見之幻，主導分裂痛苦的人生劇情，讓更高存有的靈性意識，由內而外地引領我們，使生命層次超越物質世界的二元性，親自活出改寫命運、轉化生命的奇蹟。

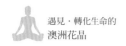
與第6脈輪對應的
「6號花晶」

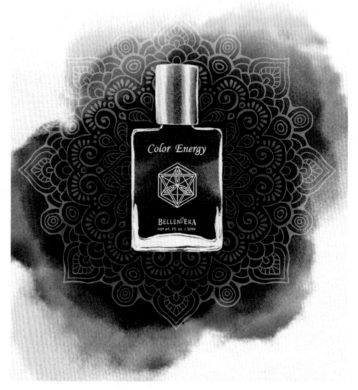

「6號花晶」Colour Energy : Chakra 6

全成分

水、白蘭地、薰衣草、羅勒、迷迭香、白千層、黃流星蘭、
波隆納、朝露、貝蒂花、鳶尾花、拉長石、藍銅礦

「6號花晶」的適用部位與身體療癒

◎「6號花晶」對應的是第6脈輪／眉心輪／靛色。

◎適用於整張臉：額頭、眉毛、眼睛、鼻子、人中、耳朵（含松果腺體、神經系統、後枕骨、臉部肌膚……）。

◎「6號花晶」的顏色是純正的靛色，第一道視覺療癒反映**看見真相的能力、真實面對自我真相、內在小我的傲慢、對生命大我的謙卑與臣服。**

◎對6號花晶的顏色或氣味感到排斥、冷感，或反感的人，通常外在對感覺神祕的靈性領域都較有興趣，但潛意識對內在真實的自我覺察卻是抗拒的，他們比較嚮往奧祕難解的神祕學，但較難對自己的身體、內心的情緒、個人的現實生活產生覺知，容易遠離不生不滅的真實靈性，迷失在小我的靈性幻覺裡。

「6號花晶」使用注意事項

一、我們愈排斥某些顏色或氣味的身體花晶，就代表該花晶的能量頻率直接共振潛意識最需面對的創傷凍結，潛意識的自我保護機制才會以「抗拒、不喜歡、覺得不重要／不需要／沒有用」的表意識感受讓我們自主略過、迴避、避免觸碰。

如果不喜歡**6號花晶的顏色或氣味，或認為自己根本不需要6號花晶，或頭腦直接以功能對應就判定6號花晶沒有用處**的夥伴，我會建議**請刻意加強使用6號花晶，**潛意識必會透過身體能量轉換，共振

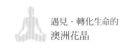
出意想不到的療癒釋放，發生出乎預料的生命變化。

二、由於身體花晶有兩道療癒（色彩療癒／嗅覺療癒），不建議將一種以上的身體花晶混合在一起使用。若想在同個脈輪部位疊加使用一種以上的身體花晶，請在該身體部位使用完一個花晶品項後，再接續疊用使用下一個花晶品項。

三、我們在使用身體花晶時，是在利用花晶的高頻能量去交換身體低頻的厚重能量（身體印記），所以在使用任何花晶時，都需**有意識地豐盛使用。**

豐盛使用花晶的定義是**擦到該部位感覺濕潤為止**，因為身體是有記憶的，我們若在對待身體時是匱乏、小氣、捨不得的心，身體會持續記錄相同的印記，也會散發相同的能量頻率，為我們吸引來同等匱乏、小氣、對自己無法大方的人事物境。但當我們因為了解身體的重要性，而在使用花晶時有意識地豐盛付出、大方使用，身體也會同步記錄，散發相同的能量頻率，為我們吸引來同等大方的人事物境，我們便可愈加輕易享有生命的豐盛。

四、澳洲花晶的高頻能量是釋放身體印記的絕佳輔助工具，但使用時必須落實身心覺察，才能利用花晶工具釋放身體印記、轉化人生命運，活出無限豐盛的精采生命。

所以使用身體花晶時，請留意以下的身心覺察線索：

1. 身體花晶的顏色如特別殘留在某身體部位，需額外加強補充，並請針對此花晶的主題及該身體部位的身心對應作自我覺察（請

重溫第 32 頁「身體花晶的第一道療癒：色彩視覺療癒」的說明）。

2. 請在使用完身體花晶與口服花品後，試著針對第 6 脈輪作深度覺察：

  (1) 你會追求的完美形象或狀態總是些什麼？

  (2) 你通常都在塑造自己什麼樣的外在形象（例如：好人／聰明的／友善的／不做作的／積極正面的／有自信的／富有靈性的）？

  (3) 你通常難以面對並強加修正自己何種特質？

  (4) 你最容易挑剔（無法接受）自己與他人的面向是什麼？
     以上請為自己一一舉例，並試著覺察背後的原因（例如：這樣不會被人喜愛，這樣會受世俗唾棄瞧不起，兒時這樣曾遭受過父母的怒斥，或這正是自己最排斥的父母的樣子）。

  (5) 你曾經對「靈性」有何種執著或想像？

  (6) 你曾以靈性之名逃避現實嗎？或是因為自我理性而無法接受靈性的存在？

  (7) 你目前在自我覺察的過程中，有哪些真實面向仍會極度挑戰你「面對自我的勇氣」？

  (8) 以上請對自己誠實列舉，並試著詳述背後的原因。

3. 在第 6 脈輪使用完身體花晶後，若發生相關療癒反應，請進行對應的自我覺察：

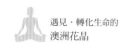

(1) 頭痛（釋放迴避已久的內在心痛，開始面對早已存的頭痛事件）

(2) 頭暈（停止過去不負責任的自我裝傻、故作迷糊）

(3) 多夢（以夢境釋放潛意識訊息）

(4) 眼睛癢、乾（開始以肉眼外的心靈之眼看向自己）

(5) 流鼻水（使過往壓抑阻斷的情緒淚水得以流動）

(6) 耳鳴（開始願意聆聽內在小孩的真實聲音）

(7) 第 6 脈輪任一處起疹：癢、熱、痛，或無感（釋放體內因恐懼及悲傷而積累的防禦性憤怒／發炎因子／自我毀滅模式）

4. 在第 6 脈輪使用身體花晶後，若發生相關好轉反應，請同步觀察隨之而來的「好轉感受」：

神經系統平衡、睡眠品質改善、視力改善、聽力上升、鼻腔暢通、臉部肌膚細緻透亮……

直覺靈感增強、理性感性平衡、自我覺察力提升……

◎使用「**6 號花晶**」時，每人的身心印記與療癒進程皆不相同，請勿抗拒或執著好轉反應的發生與否，只需謹記回歸身體覺察的本心，帶著理解、允許，陪伴所有的發生，生命的轉化必會隨之而來。

脈輪身體覺察部位
將花晶混合花鑰霜擦在整張臉、直至吸收
將花晶滴在雙掌心中、閉眼輕敷
將花晶直接滴在後腦全區
包括耳前耳後

脈輪針對花晶
6號花晶、意識轉化
靈性修護、心靈修護

第 6 脈輪

脈輪延伸花晶
基因淨化、純淨極光、身體修護
能量保護、能量淨化、彩虹光體
恬美夢境

最後一道能量工具
光子花鑰霜、各花晶彩油

所有身體花晶使用完畢後的最後一道程序都是光子花鑰霜或各花晶彩油，將能加強放大及延長所有身體花晶的時效。

療癒煉金坊學院的教學核心是「身心覺察為主，能量工具為輔」：澳洲花晶必須搭配正知正見的身心覺察，才能真正釋放身體印記、療癒內在凍結、轉化人生命運，親自見證生命不可思議的無限可能。

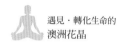

渾厚七大脈輪花晶 07

第 7 脈輪──頂輪
陰陽二元交融、顯化內外實相

　　第 7 脈輪集結所有脈輪的能量交匯處，無分內外陰陽、無分脈輪對應；我們在進行身心靈療癒或追求靈性成長時，都必須遵循「身心靈」的階梯，務必從身體的覺察進入內在心靈的連結，逐步將身心能量從顯化物質的下三輪，揚昇到靈性意識的上三輪，如此可將「第 7 脈輪與至高靈性的連結」，回歸到「第 1 脈輪腳踏實地的入世修行」：讓我們在所處的物質人生中持續體驗靈性意識的無為，並將這份無可限制的力量帶入現實世界中，進行更高效率的豐盛創造。

第7脈輪各身體部位的潛意識訊息

身體各部位所展現的徵象，都透露著潛意識的訊息，我們將依據部位詳述如下。

1. 整個頭皮、髮際線、頭髮

第 7 脈輪與第 1 脈輪相連，第 1 脈輪對應原生家庭的兒時支持感與生存安全感，若有腎氣不足導致的身體狀態，都是反映出腎臟儲存過多「沒有被生命根基（父母）支持」的內在匱乏與生存恐懼，致使腎氣不足（氣虛），影響心臟血液循環（血弱）。

由於 1-3 脈輪對應，第 1 脈輪的腎氣連動心臟的循環能力，直接影響身體的氣血循環，因此任何頭髮及頭皮問題，皆與第 1 脈輪與第 3 脈輪有關。

白髮、髮質脆弱易斷

脈輪是 1-7 對應，當第 7 脈輪出現白髮，或髮質脆弱易斷，通常是第 1 脈輪的腎氣不足，使毛髮與指甲等需要鈣質滋養的蛋白質組織缺少應有的營養，因而發生脆弱與退化等情形；因此白髮、營養性因素的落髮或斷髮、指甲脆弱易裂等，都和第 1 脈輪的腎氣與第 4 脈輪心臟的心血循環有關；髮質與指甲也同時對應全身骨骼、關節與肌肉，反映內在極深的恐懼思慮，外在容易受到他人的左右干擾。

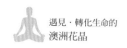
頭髮的髮質過度粗糙堅硬

脈輪是 1-7 對應，當第 7 脈輪的髮質過度堅硬粗糙，對應全身骨骼、關節、肌肉也會偏僵硬；第 1 脈輪的骨骼架構反映內在信任系統，對應第 7 脈輪有著難以被自己察覺的僵固思維、過度理性防禦、對人對事容易質疑與批判。

頭皮易乾易癢、過多的頭皮屑

頭皮連結著第 6 脈輪的臉部肌膚（小我完美主義），當第 7 脈輪有過多的頭皮屑：反映出第 4 脈輪的自我接納課題（呼吸不順影響細胞含氧量與飽水度低），延伸到第 6 脈輪的臉部肌膚（自我挑剔的完美主義、內在過敏），就會在第 7 脈輪產生過多負面的紛亂思想（造成皮脂失調的過乾皮屑），這同時也會影響第 1 脈輪消極的想多做少，或帶著恐懼的失衡行動。

頭皮經常出油、敏感發炎、長膿皰

第 1 脈輪與第 7 脈輪相連，脈輪又同時 1-3 對應，當第 3 脈輪右肝膽儲存過多自我憤怒的內火，便會影響排毒系統的平衡，造成身體毒素物質堆積，便需要透過皮膚系統排出，因而使身體、臉部及頭皮的油脂分泌失調，發生「經常出油、紅腫發炎、長膿皰」等身體肌膚、臉部、頭皮問題。

第 7 脈輪──頂輪

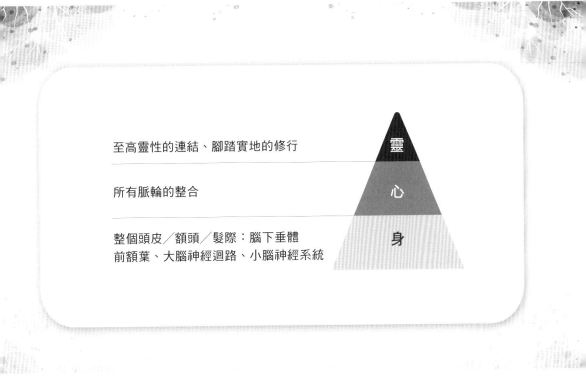

至高靈性的連結、腳踏實地的修行　　　　　　　　靈

所有脈輪的整合　　　　　　　　　　　　　　　　心

整個頭皮／額頭／髮際：腦下垂體　　　　　　　　身
前額葉、大腦神經迴路、小腦神經系統

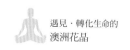

2. 第 6、7 脈輪的頭痛、頭暈：

任何身體的頭痛（含偏頭痛、神經性抽痛、女性生理期頭痛）皆來自現實生活中早有「令人頭痛的人物、事件、關係」，代表背後有著自己「不願深入也不敢觸碰的心痛」，通常和內在小孩對母親的創傷凍結直接有關。所以很多人的慣性頭痛幾乎無法紓解，因為那不是純粹的生理問題，而是潛意識的自保機制：「頭痛問題愈嚴重，代表對早已存在的心痛迴避愈久。」

正因內在凍結長期被頭腦表意識刻意忽視、迴避、不面對、不處理，所以身體只能不斷幫我們承接，將我們長期迴避的心痛，累積成肉體的頭痛；我們再帶著「表面頭痛、實則心痛」的低頻率，持續吸引來「繼續令自己感到頭痛」的人、事、物、境，以此不斷重複內在小孩對母親的未能化解的創傷凍結。

經常頭痛的人，習慣用過度理性逃離觸碰真實的情感連結；經常頭暈的人，習慣用過度感性模糊正確的事實真相。

女性的生理期頭痛和第 2 脈輪賀爾蒙分泌有關，同樣直接連結內在與母親的關係，以及自己對女性身分的自我價值感（建議重溫「第 2 脈輪」的身心覺察內容）。

請在身體覺察的過程中「帶著理解」去陪伴頭痛的身體感受，讓背後被掩埋的心痛凍結能隨之浮現，並被一一釋放。

對應身體各部位，選擇適合自己的花晶

白髮、髮質脆弱易斷

※ 所有與白髮、髮量少、頭髮脆弱易斷／易落髮的相關問題，都建議加強在第 1-2 脈輪使用「氣結釋放」與「1 號花晶」，加強腎氣與心臟循環能力，在第 1 與 7 脈輪使用「7 號花晶」，在 1 到 6 脈輪全身使用「光子花鑰霜」，在 1-2-3 脈輪全區使用「火彩油」，全身用「Moor」搓洗，並加強在 1-2-7 脈輪使用；搭配口服花晶「原動力」、「理性與感性」、「彩虹揚昇」、「神聖轉化」：將提升第 1 脈輪的腎氣，帶動第 4 脈輪的心血，血液會有足夠的養分，骨頭及頭髮將逐漸恢復原有的強健與豐盈。

髮質過度粗糙堅硬

※ 針對改善頭髮的髮質過度粗糙堅硬的狀態，建議在第 1-2 脈輪加強使用「1 號花晶」與「2 號花晶」，在 1-2-4-7 脈輪使用「心靈修護」，在第 1 與 7 脈輪使用「7 號花晶」，在 1 到 6 脈輪全身使用「光子花鑰霜」，在 1 到 5 脈輪全區使用「風彩油」，全身用「Moor」搓洗，並加強在 1-2-4 脈輪使用；搭配口服花晶「大地之母」、「理性與感性」、「彩虹揚昇」、「神聖轉化」：將提升第 1 脈輪的生存安全感，帶動第 2 脈輪的陰性能量，使第 4 脈輪的內在空間擴大，使第 7 脈輪的思維鬆動，讓過度僵硬的骨骼、肌肉、髮質變得彈性柔軟。

頭皮易乾易癢、過多頭皮屑

※ 頭皮易乾易癢、過多頭皮屑，建議在第 1-2 脈輪加強使用「氣結釋放」與「1 號花晶」，加強腎氣與心循，在第 4 脈輪使用「4 號花晶」，在第 1 與 7 脈輪使用「7 號花晶」，在 1 到 6 脈輪全身使用「光子花鑰霜」，全身用「Moor」搓洗，並加強在 1-2-7 脈輪使用；搭配口服花晶「寶貝肌膚」、「理性與感性」、「彩虹揚昇」、「神聖轉化」：將提升第 1 脈輪的腎氣，帶動第 4 脈輪的心肺功能，細胞的含氧量，肌膚（含頭皮）的滋潤；使全身皮膚與頭皮的保水度上升，根源是擴展心輪自我接納的空間與迎接美好豐盛的能力。

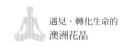

頭皮經常出油、敏感發炎、長膿皰

※ 頭皮經常出油、敏感發炎、長膿皰,建議在第1-2脈輪加強使用「氣結釋放」與「1號花晶」,加強腎氣與心循,在第 3 脈輪使用「3 號花晶」與「情緒修護」,在第 1 與 7 脈輪使用「7 號花晶」,在 1 到 6 脈輪全身使用「光子花鑰霜」,全身用「Moor」搓洗,並加強在 1-2-7 脈輪使用,在 1 到 5 脈輪全身肌膚使用「極光彩油」;搭配口服花晶「寶貝肌膚」、「理性與感性」、「身心淨化」、「彩虹揚昇」、「神聖轉化」;將提升第 1 脈輪的腎氣與行動力,化解第 3 脈輪深度的自卑與批判憤怒,停止第 7 脈輪的自我懷疑、鑽牛角尖、對號入座的自毀模式,讓 1-3-7 脈輪協同合作。

頭痛、頭暈

※ 所有與頭痛相關的身體狀態,都建議加強在 1 與 7 脈輪使用「1 號花晶」,在第 6-7 脈輪使用「6 號花晶」,在第 7 脈輪全頭皮使用「7 號花晶」,在 5-6-7 脈輪使用「意識轉化」,在 5-6-7 脈輪使用「靈性修護」;搭配口服花晶「寧靜心」、「磁波防禦」、「理性與感性」、「急救」;讓導致頭痛的心痛能量透過身體印記釋放,同時與自己進行深度的自我聆聽、自我負責、自我療癒的過程。

生理期頭痛

※ 與賀爾蒙相關的頭痛狀態,建議加強在 1 與 7 脈輪使用「1 號花晶」,在第 2 脈輪使用「2 號花晶」,在第 6 脈輪使用「6 號花晶」,在 2-4-6 脈輪使用「心靈修護」,在 5-6-7 脈輪使用「意識轉化」,在 5-6-7 脈輪使用「靈性修護」,在第 7 脈輪全頭皮使用「7 號花晶」,在 1 到 6 脈輪全身使用「光子花鑰霜」;搭配口服花晶「大地之母」、「寧靜心」、「磁波防禦」、「理性與感性」、「急救」。

第7脈輪的失衡狀態

失衡一：失衡的陰性能量、過度的感知感性

明顯集結全脈輪的陰性失衡，經常陷入自怨自艾的情境，創造自己必須委屈求全的關係，或是需要隱忍不公的環境，對應原生家庭的母親課題，也反映自己對陽性能量的壓抑、難以自我展現，容易被內在偏差錯亂的感性感知，掩蓋了身體與內在小孩最真實的情緒感受；對身心靈療癒容易有「基於創傷投射的自我預期」，對靈性成長也容易有「華而不實的虛幻想像」，以上都容易發生「以療癒／靈性」之名行「逃避現實、合理化創傷凍結」之實的情形。

長期處在第一種失衡狀態的身體，集結脈輪1-6的身體陰性症狀，尤其容易發生身體左半邊的失衡，並常常感到「頭重腳輕」（第7脈輪想得多，而第1脈輪做得少）。

◎針對失衡狀態一的花晶療癒建議

長期處於在第7脈輪第一種失衡的個案，建議加強使用「5號花晶」、「財運之星」、「情緒修護」、「光子花鑰霜」；搭配口服花晶「原動力」、「豐富力」、「創造力」、「能量」、「彩虹揚昇」；將能深入第2脈輪與母親的關係，連結兒時不被支持發展的自我力量（重溫脈輪1-3-5的身心對應），將能激活內在陽性的正向特質，實現外在物質的豐碩創造。

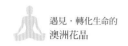

失衡二：失衡的陽性能量、過度的理性思考

　　容易只相信自我經驗，難以接受「有限已知」以外的「無限未知」，比起聽從內在的直覺靈感指引，他們更執著於看得見摸得著的數據證明，容易切斷情緒感知，活在屬於「過去／宿命」的舊有經驗裡；通常源於原生家庭也有著極為理性、不講究心情感知的父母，使孩子經常遭受到情感需求上的失落與挫敗，致使潛意識內在小孩選擇冰封柔性情緒的流動，且一併將原有的感性特質也阻斷凍結。

　　長期處在第二種失衡狀態的身體，因過度發展陽剛能量，身體右半邊較易有症狀，第 1 脈輪行動力傾向失衡二及三，源於父親課題的陽剛較勁，對所遇見的男性易有物質條件的競爭，常有第 3 脈輪右肝膽及第 5 脈輪頸椎與氣管等症狀，也易發生第 6 脈輪鼻子過敏與第 7 脈輪的頭痛症狀。

◎針對失衡狀態二的花晶療癒建議

　　長期處於在第 7 脈輪第二種失衡的個案，建議加強「5 號花晶」、「心靈修護」、「兒童心靈」、「光子花鑰霜」；搭配口服花晶「理性與感性」、「關係花園」、「親密情」、「神聖轉化」：將能釋放兒時記憶中渴望被聆聽、關愛，卻不斷經驗到冷落及失望的情緒感受，將能開始改變過度理性的自我阻斷，及對生命大我的關閉拒絕，能逐漸從第 5 脈輪的臣服的力量，來到第 7 脈輪的靈性與物質的平衡。

　　以上是第 7 脈輪能量失衡時的狀態，我們在落實身心覺察將每一

第 7 脈輪—頂輪

最高平衡 vs 失衡狀態

完美主義
自我優越

過度理性：
失衡陽剛
切斷自我感知
活在舊有經驗

過度感知：
失衡陰性
偏差紛亂的感知
盲信追崇

連結至高靈性
（至高頂輪）
老實入世修行
（第一脈輪）

所有脈輪的
陰陽平衡與失衡
的匯集處

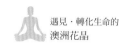
個面向的自己都一一認領回來前，都極有可能「同時並存所有失衡的
面向」，差別只在內隱或是外顯，全部都只是同一個等待被看見、聆聽，
渴望表達的內在孩子。

　　第 7 脈輪所有身體部位皆有完整的身心靈訊息／潛意識信念，利
用澳洲花晶落實第 7 脈輪的身心覺察：將會釋放深度的身體印記、兒
時創傷印記，必能大幅增加身心覺察與自我療癒的能力，將能讓各脈
輪的陰陽能量在第 7 脈輪交融聚合，使我們第 7 脈輪的外在理性特質
與內在的感知感性皆能切換自如、合作無間，幫助我們能在任何場合，
所面對到的各種關係，及所接觸到的人事物境都可以自在自怡地拿捏
自如，讓人性與靈性既不抵觸也互不混淆，使生命層次超越物質世界
的二元性，親自活出改寫命運、轉化生命的奇蹟。

與第 7 脈輪對應的
「7 號花晶」

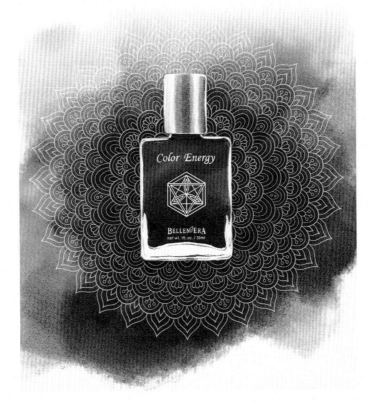

「7 號花晶」Colour Energy : Chakra 7

全成分 ———
水、白蘭地、薰衣草、乳香、葡萄柚、百里香、迷迭香、金鐘花、
紅睡蓮、綠蜘蛛蘭、木棉花、鳶尾花、紫水晶、魚眼石

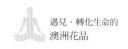
「7號花晶」的適用部位與身體療癒

◎「7號花晶」對應的是第 7 脈輪／頂輪／暗色。

◎適用於整個頭皮、額頭、髮際線（含腦下垂體、前額葉、大腦神經迴路、小腦神經系統⋯⋯）。

◎「7號花晶」的顏色是深暗的靛藍色，第一道視覺療癒反映出**親入黑暗後的重生、突破陰陽對衝的制約、將人性涵融於靈性、化解二元分裂的界限。**

◎對 7 號花晶的顏色或氣味感到排斥、冷感，或反感的人，通常苦於追求療癒心中的孤獨感、無愛感，卻又矛盾地堅守小我頭腦、對內在靈性質疑不信，使自己邊向外追求療癒覺醒，邊將自己困於物質世界的二元分離；如此矛盾的內外衝突，將在各大脈輪的陰陽失調中展露無遺。

「7號花晶」使用注意事項

一、我們愈排斥某些顏色或氣味的身體花晶，就代表該花晶的能量頻率直接共振潛意識最需面對的創傷凍結，潛意識的自我保護機制才會以「抗拒、不喜歡、覺得不重要／不需要／沒有用」的表意識感受讓我們自主略過、迴避、避免觸碰。

如果**不喜歡 7 號花晶的顏色或氣味，或認為自己根本不需要 7 號花晶，或頭腦直接以功能對應就判定 7 號花晶沒有用處**的夥伴，我會

建議**請刻意加強使用 7 號花晶**，潛意識必會透過身體能量轉換，共振出意想不到的療癒釋放，發生出乎預料的生命變化。

　　二、由於身體花晶有兩道療癒（色彩療癒／嗅覺療癒），不建議將一種以上的身體花晶混合在一起使用。若想在同個脈輪部位疊加使用一種以上的身體花晶，請在該身體部位使用完一個花晶品項後，再接續疊用使用下一個花晶品項。

　　三、我們在使用身體花晶時，是在利用花晶的高頻能量去交換身體低頻的厚重能量（身體印記），所以在使用任何花晶時，都需有**意識地豐盛使用**。

　　豐盛使用花晶的定義是**擦到該部位感覺濕潤為止**，因為身體是有記憶的，我們若在對待身體時是匱乏、小氣、捨不得的心，身體會持續記錄相同的印記，也會散發相同的能量頻率，為我們吸引來同等匱乏、小氣、對自己無法大方的人事物境。但當我們因為了解身體的重要性，而在使用花晶時有意識地豐盛付出、大方使用，身體也會同步記錄，散發相同的能量頻率，為我們吸引來同等大方的人事物境，我們便可愈加輕易享有生命的豐盛。

　　四、澳洲花晶的高頻能量是釋放身體印記的絕佳輔助工具，但使用時必須落實身心覺察，才能利用花晶工具釋放身體印記、轉化人生命運，活出無限豐盛的精采生命。

　　所以使用身體花晶時，請留意以下的身心覺察線索：

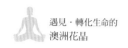
1. 身體花晶的顏色如特別殘留在某身體部位，需額外加強補充，並請針對此花晶的主題及該身體部位的身心對應作自我覺察（請重溫第 32 頁「身體花晶的第一道療癒：色彩視覺療癒」的說明）。

2. **請在使用完身體花晶與口服花晶後，試著針對第 7 脈輪作深度覺察：**自己的情緒感受、真心話語、想法或理念，在什麼時候、面對什麼樣的人事物境或關係時，會出現以下狀態？

   (1) 你是慣於「過度理性」或「過度感性」的人？你是否能覺察自己有著其中哪些失衡的特質？那些失衡的特質又如何影響著你的各種關係，及生命的面向（如工作、學習、家庭）？

   (2) 你是否能為自己列舉「哪些層面過度理性」（切斷感知）、「哪些層面過度感性」（偏差感知）？

   (3) 請試著為自己連結：以上狀態與「兒時的自己」及「父母的情緒模式」有何「相同或相反處」嗎？

   (4) 每個失衡背後屬於「內在孩子」的「創傷情緒」又有哪些？（請放下大人身分的理性與是非對錯，試著聆聽情緒背後的真實話語……）

3. 在第 7 脈輪使用完身體花晶後，若發生相關療癒反應，請進行對應的自我覺察：

   (1) 頭暈（開始能正視過往基於內在的自我逃避而生出外在的故事投射）

(2) 頭痛（開始敢於面對過去視而不見的「令自己頭痛的人事物境」，即使需要衝撞也不再選擇視而不見）

(3) 多夢（進入潛意識深層釋放時，在夢境釋放中的過程中，夢境對現實人生的情緒影響會減少）

(4) 第 7 脈輪任一處起疹：癢、熱、痛，或無感（釋放體內因恐懼及悲傷而積累的防禦性憤怒／發炎因子／自我毀滅模式）

4. 在第 7 脈輪使用身體花晶後，若發生相關好轉反應，請同步觀察隨之而來的「好轉感受」：

髮量增多、髮質變好、睡眠品質改善、頭部放鬆輕盈⋯⋯

理性與感性平衡、思考邏輯組織能力提升、思緒清晰（明顯聰明）、直覺靈敏⋯⋯

◎使用「**7 號花晶**」時，每人的身心印記與療癒進程皆不相同，請勿抗拒或執著好轉反應的發生與否，只需謹記回歸身體覺察的本心，帶著理解、允許，陪伴所有的發生，生命的轉化必會隨之而來。

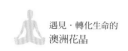
脈輪身體覺察部位

整個頭皮、額頭、髮際線

脈輪針對花晶

7號花晶
（特殊情況加用1號花晶）
意識轉化、靈性修護

第 7 脈輪

脈輪延伸花晶

心靈修護、情緒修護、財運之星
學習力、基因淨化、純淨極光、
能量保護、能量場淨化、彩虹光體
恬美夢境

最後一道能量工具

光子花鑰霜、各花晶彩油

所有身體花晶使用完畢後的最後一道程序都是光子花鑰霜或各花晶彩油，將能加強放大及延長所有身體花晶的時效。

　　療癒煉金坊學院的教學核心是「身心覺察為主，能量工具為輔」：澳洲花晶必須搭配正知正見的身心覺察，才能真正釋放身體印記、療癒內在凍結、轉化人生命運，親自見證生命不可思議的無限可能。

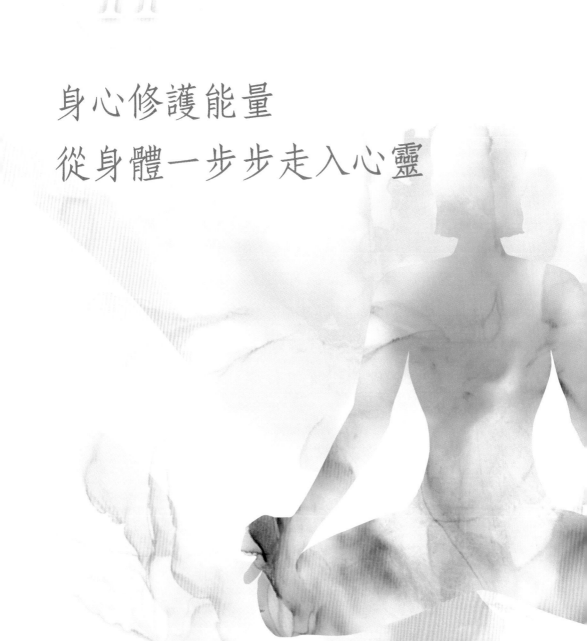

III

身心修護能量
從身體一步步走入心靈

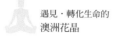
　　澳洲花晶是遵循身心靈合一的能量療癒系統，遵循身心靈的階梯，為自我療癒提供絕佳的輔助。我們在第一章帶領大家認識了七大脈輪的潛意識訊息、失衡狀態、身心覺察的方法，以及依循七大脈輪運作的渾厚七大脈輪花晶。

　　第二章，我們將介紹更進階的療癒輔助工具——精微能量修護花晶，不同於脈輪花晶有固定的身體使用部位，修護花晶可應用於全身。15 種修護花晶的顏色透亮，能輔助各大脈輪陰陽能量的流動與活躍，釋放造成身體印記的心靈凍結。

精微能量修護花晶——生命力量系列

氣結釋放
Releasing Essence

全成分

水、白蘭地、羅勒、穗花薄荷、黑胡椒、天竺葵、巨頭花、克羅花、木拉花、芒眼蘇珊、野生玫瑰、方解石、拓帕石

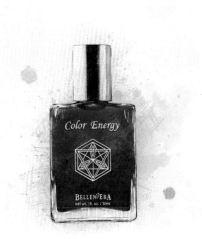

財運之星
Supporting Light Essence

全成分

水、白蘭地、橙花、雪松、茉莉、洋甘菊、花梨木、朝陽合歡、紅桂蓮、茶樹、波爪花、木棉花、太陽石、琥珀

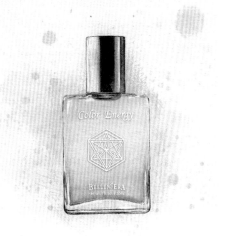

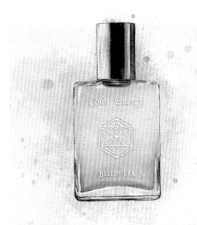

學習力
Focus Essence

全成分

水、白蘭地、檸檬草、迷迭香、茉莉、銀杏、艾索波、蘭楹花、朝露、波爪花、貝蒂花、黃水晶、土耳其石

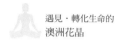
精微能量修護花晶——生命力量系列

當氣脈暢通
便啟動源源不絕的生命力量

　　所有人的氣脈、生命之氣，始於精氣神的凝聚，從我們的父母結合，陰陽能量融合後，物質生命便從「人體第一個細胞：受精卵」開始形成；經由無數次的細胞分裂又再生，我們會從一顆受精卵胚胎，長成一個胎兒；隨著細胞繼續分裂又再生，每位個體意識原就存有的能量印記，會隨著細胞的生長同時重現（包含家族世代、個體累世），這使原本運行無礙的氣脈變得緩慢，而某些能量更為沉重的身體印記，就會直接阻塞氣脈的流動，形成「氣結」。因此，「氣結」早在我們出生以前，還在母體中孕育時，便已經開始形成了。是個體意識的原有印記，使氣脈產生「氣結」，進一步影響血脈的流動。

　　全身無形的氣脈暢通，會帶動物質性的血脈流動；血脈又對應第 1 脈輪原生家庭，是我們物質生命的根基。第 1 脈輪會往上影響各大脈輪的平衡，原生家庭則影響個人所有的人生模式；所以當一個人氣血循環流暢，代表氣脈中的凍結（累世印記）被轉化，暢通的氣脈必然帶動物質血脈，受阻的人生模式也開始流動，將開啟全身各大脈輪的平衡。

氣結釋放 Releasing Essence

　　氣脈就是生命之氣，是氣血循環之主，是**無形無相的精微氣脈**在帶動全身**有形有相的物質血脈**。若氣血循環不佳，有可能在身體上產生負面影響，氣結→影響賀爾蒙、內分泌、神經系統、淋巴系統、免疫系統等各大精微腺體→結成硬塊／囊腫→積成腫瘤→如惡化，則形成各種癌病。氣結需要被釋放，使「氣脈」能暢通、運行、流動。

　　◎「氣結釋放」是墨綠色的色彩頻率，第一道視覺療癒反映出生命之氣的無限深邃；對「**氣結釋放**」的顏色或氣味感到排斥、冷感，或反感的人，內在有發生於出生之前、成年後一直不願直視的生命凍結，完全反映在身體淋巴處的結節、阻塞、甚至硬塊，影響血液的循環、骨骼的穩健，身體的皮血肉骨皆受氣脈不通的影響。

　　◎「**氣結釋放**」是針對打通氣脈、流動血脈、開啟生命活力的能量頻率；所以在使用「**氣結釋放**」通氣初始，越是瘀塞硬結的身體部位，愈有可能發生酸、痛、麻、冷、熱等療癒反應，有人可能還會伴隨無來由的深層悲傷。

　　◎使用「**氣結釋放**」時，每人的身心印記與療癒進程皆不相同，請勿抗拒或執著好轉反應的發生與否，只需謹記回歸身體覺察的本心，帶著理解、允許，陪伴所有的發生，生命的轉化必會隨之而來。

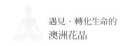
「氣結釋放」的使用方法

1.「氣結釋放」與「**1 號花晶**」屬**全脈輪、全身都適用**：因「**氣結釋放**」主氣脈，「**1 號花晶**」主血脈，而氣血脈遍布全身全處，因此氣結釋放與 1 號花晶 7 脈輪適用。

2. 若在使用其他身體花晶前，先使用「**氣結釋放**」與「**1 號花晶**」，將能先暢通精微的氣脈與物質性血脈，如同是其他身體花晶的前置藥引，使所有花晶能量更加穿透。

財運之星 Supporting Light Essence

　　「財運之星」是澳洲花晶全系列中，黃水晶含量最高的一支澳洲花晶。黃水晶的波頻不只是為人所知的招財，黃水晶其實是在強化第 3 脈輪的靈性對應：自我實現的勇氣與信心；可以大幅提升第 3 脈輪的靈性消化系統：會自然散發內在的膽識與魄力，勇敢的向外自我展現！在如此強而有力的自我力量中，外在的成功成就、金錢豐盛，都是必然被創造而出的成果。

　　◎「財運之星」與「3 號花晶」都是外放的黃色，其色彩頻率更為清透潔亮，第一道視覺療癒反映出敢自我展現的信心，能自我實現的勇氣。對財運之星的顏色或氣味感到排斥、冷感，或反感的人，第 3 脈輪的靈性消化系統閉鎖，不敢也不願展現自己的長才特質，影響第 1 脈輪難以積極的創造，總是拖延或甚至放棄成功成就的機會。

　　◎「財運之星」的真實作用是「讓人自然散發內在的膽識與魄力，勇敢地向外自我展現，進而達到外在的成功成就與豐盛的金錢財富」。

　　◎使用「財運之星」的過程中，身體可能會以「胃悶／乾嘔／真嘔／腹瀉」等排毒方式重新調整靈性消化系統；長期被切斷的「生氣、憤怒」的情緒也有可能被重啟，讓生命之火透過火元素的情緒能量被點燃擴展。

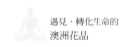
◎使用「**財運之星**」時，每人的身心印記與療癒進程皆不相同，請勿抗拒或執著好轉反應的發生與否，只需謹記回歸身體覺察的本心，帶著理解、允許，陪伴所有的發生，生命的轉化必會隨之而來。

「財運之星」的使用方法

1. 將「**財運之星**」與「**1號花晶**」疊加使用在第1脈輪：第1脈輪對應的行動力，將「**財運之星**」與「**1號花晶**」使用在第1脈輪，可以使行動力調頻校準在「快、精、準」的正向平衡中，讓下三輪的能量中心注入黃晶豐盛的頻率，以百發百中的行動效率、提升正向的物質創造能力。

2. 將「**財運之星**」與「**3號花晶**」疊加使用在第3脈輪：第3脈輪對應靈性消化系統，將「**財運之星**」與「**3號花晶**」使用在第3脈輪，可強化靈性消化系統，幫助我們在任何時候都能勇於以各種姿態展現自己，停止以自我懷疑去面對生命情境，不再以「我還沒準備好」或「我還應該要更好」去推拖展現自我、創造成功的機會，讓人無懼地把握實現夢想藍圖的機緣，主動開創個人的成功與成就。

3. 將「**財運之星**」與「**4號花晶**」疊加使用在第4脈輪：第4脈輪對應給出與擁有的能力，將「**財運之星**」與「**4號花晶**」使用在第4脈輪，能提升自己真實擁有的能力、大方接受生命流入的幸運／豐盛／美好的人事物境；同時療癒因兒時缺愛而總是無法感到滿足、感恩、無法大方給出、總是過度索取的內在匱乏，讓人能發自真心的與人分

享、並滿足感恩自己所擁有的一切，讓豐盛的能量源源不絕地被付出又回流。

4. 將「**財運之星**」與「**5 號花晶**」疊加使用在第 5 脈輪：第 5 脈輪對應向外表達的能力，將「**財運之星**」與「**5 號花晶**」使用在第 5 脈輪，能協助釋放兒時因被忽略、不被重視傾聽的創傷印記，療癒成年後總是恐懼向外表達自我的慣性；提升個人對外表達的穿透力量，帶動聆聽者用專注與敬重的態度、接收自己的真實表達。

5. 將「**財運之星**」與「**7 號花晶**」疊加使用在第 7 脈輪：第 7 脈輪對應理性與感性的平衡點，將「**財運之星**」與「**7 號花晶**」使用在第 7 脈輪，黃水晶的波頻會大幅提升正向理性的思考，強化邏輯性、組織能力；並且脈輪 1-7 對應，在第 7 脈輪提升正向理性的創意靈感，會經由第 1 脈輪的行動力落實成為實相。

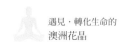
學習力 Focus Essence

「**學習力**」對應第 3 脈輪的靈性消化系統，讓人得以專注當下的生命時刻，提升「吸收、分解、內化」自己的「所知、所學、所悟」，使生命的學習不再停留於「看過、聽過、學過」便自認「學會了」自滿中。

◎「**學習力**」與「**財運之星**」都是清透的黃色頻率，學習力第一道視覺療癒反映出敢自我展現的信心、能自我實現的勇氣。對「**學習力**」的顏色或氣味感到排斥、冷感，或反感的人，對學習的消化度較弱，易分散專注力與思考力，難以將所學知識內化成真實智慧，容易「學什麼、忘什麼」，或是對學習流於膚淺。

◎「**學習力**」的能量，正是針對「專注於當下」的頻率，讓生命的學習不再局限形式上的知識、課本、老師，而能夠擴展到每一時每一刻的生活中。真正的學習是每一時每一刻將日常生活中的點滴吸收內化，成為滋養生命的內在智慧，超越上課、讀書、背誦等外在形式，這考驗「活在當下的能力」。

◎「**學習力**」是針對我們專注在當下、吸收消化所知所學的能力；第 3 脈輪情緒消化不良者，都難以吸收內化所知所學，使用「**學習力**」在第 3 脈輪時可能出現胃悶、嘔吐感；長期注意力不集中的人，都有逃避已久的心痛；使用「**學習力**」在第 7 脈輪時可能出現頭痛。

◎使用「**學習力**」時，每人的身心印記與療癒進程皆不相同，請勿抗拒或執著好轉反應的發生與否，我們只需帶著理解、允許，陪伴所有的發生，生命的轉化必會隨之而來。

「學習力」的使用方法

1. 將「**學習力**」與「**3 號花晶**」疊加使用在第 3 脈輪：第 3 脈輪對應身心靈的消化系統，將「**學習力**」與「**3 號花晶**」一起使用在第 3 脈輪，能讓所有的個人學習，就算面對生命中的挫折困頓，也能從中吸取經驗，幫助自我成長，不再只是無名無覺地陷入並重蹈覆轍。

2. 將「**學習力**」與「**7 號花晶**」疊加使用在第 7 脈輪：第 7 脈輪對應理性與感性的平衡點，將「**學習力**」與「**7 號花晶**」一起使用在第 7 脈輪，會明顯提升正向的理性能量（記憶力、專注力），讓我們的「所聽、所學、所記憶」，都能透過第 3 脈輪的靈性消化系統「完整吸收、全然分解、真實內化」。

3. 仍在校就讀的學生、需要背誦考試的大人或小孩：可疊加使用「**3 號花晶**」、「**7 號花晶**」、「**學習力**」、口服花晶「**專注力**」：提升個人的學習力、記憶力，增加將所知所學融會貫通的能力。

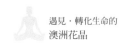
使用注意事項

　　愈排斥特定顏色或氣味的身體花晶，就代表該花晶的能量頻率直接共振潛意識最需面對的創傷凍結，潛意識的自我保護機制才會以「抗拒、不喜歡、覺得不重要／不需要／沒有用」的表意識感受讓我們自主略過、迴避、避免觸碰。

　　如果**不喜歡「氣結釋放」、「財運之星」、「學習力」的顏色或氣味，或認為自己根本不需要，或頭腦直接以功能對應就判定「氣結釋放」、「財運之星」、「學習力」沒有用處**的夥伴，我會建議請刻意加強使用，潛意識必會透過身體能量轉換，共振出意想不到的療癒釋放，發生出乎意料的生命變化。

　　療癒煉金坊學院的教學核心是「身心覺察為主，能量工具為輔」：澳洲花晶必須搭配正知正見的身心覺察，才能真正釋放身體印記、療癒內在凍結、轉化人生命運，親自見證生命不可思議的無限可能。

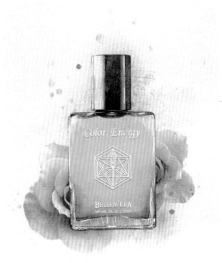

精微能量修護花晶──愛的能量系列

心靈修護
Love and Light Essence

全成分

水、白蘭地、洋甘菊、香蜂草、橙花、苦橙葉、五角花、藍鐘花、克羅花、灰蜘蛛、紅素馨、薔薇輝石、紫鋰輝石

情緒修護
Recovery Emotional Essence

全成分

水、白蘭地、甜橙、檀香、香桃木、水之畔、山靈花、藍鐘花、粉紅木拉、紅素馨、刷刷花、琥珀、瑪瑙

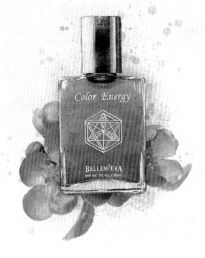

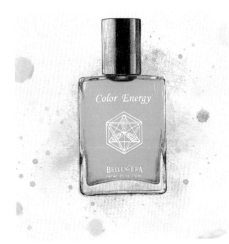

兒童心靈
Angel Essence

全成分

水、白蘭地、尤加利、迷迭香、馬鞭草、茴香、小法蘭絨、天使之音、紅盔蘭、芒眼蘇珊、波波花、東菱玉、幻影水晶

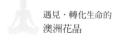
精微能量修護花晶——愛的能量系列

釋放過往的心痛創傷
為自己灌注愛的能量

　　所有身體的症狀與疾病，都跟我們長期錯誤對待某種情緒有關；每一個身體部位，都有對應的情緒凍結。身體所有的不適症狀，都是我們最好的情緒覺察線索，代表身體長期承接被自己錯誤壓抑的情緒能量：身體會從不適的感受，轉為長期性症狀，再進一步就是釀成疾病。

　　當女性從第4脈輪乳房（愛的容器）的身心覺察進入自我療癒，將會釋放一個女人過往所有關於愛的心痛與創傷，這時乳房（愛的容器）會開始被灌注愛的能量，女人也會開始有「愛自己」的能力。一個能從心輪愛自己的女人，會有力量真正支持她生命中的男人，停止利用心輪所延伸出的「雙手」犧牲奉獻自己（相愛），或是企圖掌控抓取男性（相殺）的兩性戰爭。

　　在柔愛中釋放過去的心碎印記，修護被身體所記錄的心靈創傷。

心靈修護 Love and Light Essence

陰性能量是生命之源，陰生長陽、陽滋養陰，陰陽能量要平衡，必須從陰性能量的平衡開始；這將從外層「自己與母親的關係」，來到內層的「我們與自己的關係」。極高的柔愛波頻，能自然提升每人心中如大地之母般的陰性能量，對自己產生內在母親般的愛、柔軟、涵容。

◎「心靈修護」是粉色的色彩頻率，第一道視覺療癒反映出內在自我的柔性之愛：對心靈修護的顏色或氣味感到排斥、冷感，或反感的人，長期不敢也不願讓本有的陰性能量自然流動，習慣過度展現陽剛特質，誤信自己只能堅毅、強大、不可軟弱，讓自己與生命之愛的能量受到凍結，與他人的關係流動也難以真實親密。

◎「心靈修護」是以柔性之愛的波頻，釋放內在心靈創傷的深度療癒；因此在使用「心靈修護」的過程中，有些人會發生外胸口疼痛，以及內在心痛的浮現，有些人是立即感到被愛包圍、感動落淚。

◎使用「心靈修護」時，每人的身心印記與療癒進程皆不相同，請勿抗拒或執著好轉反應的發生與否，只需謹記回歸身體覺察的本心，帶著理解、允許，陪伴所有的發生，生命的轉化必會隨之而來。

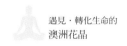
「心靈修護」的使用方法

1. 將「**心靈修護**」與「**1 號花晶**」疊加使用在第 1 脈輪：第 1 脈輪的心靈對應是行動力，將「**心靈修護**」與「**1 號花晶**」使用在第 1 脈輪，可幫助原本具有競爭性、侵略性的第三種失衡行動力（快狠準），轉化為願意與人共好共贏的豐盛力量者。

2. 將「**心靈修護**」與「**2 號花晶**」疊加使用在第 2 脈輪：第 2 脈輪是陰性能量之源，每人的第 2 脈輪都對應到母親的第 2 脈輪，將「**心靈修護**」與「**2 號花晶**」使用在第 2 脈輪，會深度化解「揚陽貶陰」的女性集體創傷意識，同時解除自己與母親對女性身分的創傷印記。

3. 將「**心靈修護**」與「**4 號花晶**」疊加使用在第 4 脈輪：第 4 脈輪對應與自己的真實關係，將「**心靈修護**」與「**4 號花晶**」使用在第 4 脈輪，能將自己本有的內在母親的柔愛，一一流向內在小孩最渴望被包容、被滋養、被填補的愛的渴求；幫助我們的心靈空間足以一人分飾兩角：自己能以內在母親之姿，去聆聽、陪伴、照養內在小孩（自己）成長。

4. 將「**心靈修護**」與「**5 號花晶**」疊加使用在第 5 脈輪：第 5 脈輪對應真實自我表達的能量中心，將「**心靈修護**」與「**5 號花晶**」使用在第 5 脈輪，可化解兒時被強硬阻斷對愛的表達的創傷，療癒成年後因此形成「總是嘴硬倔強、不敢坦承自己真實所需、刀子嘴豆腐心、說話總不自覺帶刺、愛在心裡口無情」的創傷慣性，讓柔軟的情感能

自然地透過喉輪流動，讓自己對愛的需求也能被真實地表達。

5. 將「**心靈修護**」與「**6 號花晶**」疊加使用在第 6 脈輪：第 6 脈輪與第 4 脈輪連結，呈現「相（第 6 脈輪）由心（第 4 脈輪）生」的個人磁場；將「**心靈修護**」與「**6 號花晶**」使用在第 6 脈輪，能自然散發讓人願意靠近的親和力，增加互助互惠互信的人際關係，讓人從第 6 脈輪的面相氣質，反映出第 4 脈輪與自己的親密關係。

6. 將「**心靈修護**」與「**7 號花晶**」疊加使用在第 7 脈輪：第 7 脈輪是陰陽能量的交匯區、理性與感性的平衡點；將「**心靈修護**」與「**7 號花晶**」使用在第 7 脈輪，可化解總是過度分析質疑、太過倚靠頭腦心智的創傷慣性，軟化原有的冥頑固執，讓本有的柔軟感性介入，平衡理性與感性的陰陽調和。

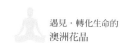

情緒修護 Recovery Emotional Essence

　　情緒是無形無相的能量，身體是有形有相的載體。每個人出生前與母親共情、共感、共享的情緒能量印記，在出生後會形成個人錯誤對待情緒的方式，成年後就會成為自己人生命運中的創傷模式。當我們錯誤阻止情緒的流動，無法流動的情緒就會被對應的身體部位承接。錯誤壓抑的情緒能量→身體系統開始受阻→干擾各大腺體流動→影響人體的激素失衡→情緒持續被壓抑堆疊→開始產生硬塊腫塊→腫塊成腫瘤→細胞病變→各種疾病／癌症。因此，情緒需要被修護，**尊重所有情緒的中性存在，允許一切情緒的自然流動。**

　　◎**「情緒修護」**和**「2號花晶」**的顏色相近，卻更為透亮，第一道視覺療癒反映出喜悅涵容、包容承載的能量。對**情緒修護**的顏色或氣味感到排斥、冷感，或反感的人：長期壓抑情緒的流動，會輪流在「錯誤切斷情緒」、「失控爆發情緒」的兩極狀態中擺盪，通常複製自母親對待兒時的自己，以及母親對待自我情緒的模式。

　　◎**「情緒修護」**是針對長期被切斷壓抑的情緒凍結，使用時會從最外層的憤怒開始釋放，再逐漸來到較裡層的悲傷與恐懼，身體第3脈輪可能會以「胃悶／乾嘔／真嘔／腹瀉」等排毒方式，重新調整自我情緒消化系統，或以皮膚排洩的方式，將積壓已久的情緒毒素排出。

　　◎使用**「情緒修護」**時，每人的身心印記與療癒進程皆不相同，請勿抗拒或執著好轉反應的發生與否，無論何者都是自我療癒的過程，

一切都是自我療癒的安全流動，只需謹記回歸身體覺察的本心，帶著理解、允許，陪伴所有的發生，超乎預期的轉化必會隨之而來，我們與人的關係、與自己的關係、與生命的關係會有真實親密流動。

「情緒修護」的使用方法

1. 將「情緒修護」與「2號花晶」疊加使用在第2脈輪：第2脈輪對應我們與母親的關係，將「情緒修護」與「2號花晶」一起使用在第2脈輪，可化解在出生前便與母親共感共存的情緒創傷能量，也同時療癒母親與母系祖輩們在母體共存時的情緒印記。這也是「情緒修護」和「2號花晶」顏色相近的原因。每人此生的情緒模式始於出生以前，我們在母體中便與母親共享共感所有的情緒感受，所以情緒印記在生命初始便形成。

2. 將「情緒修護」與「2號花晶」使用在第2脈輪，可針對化解**暴飲暴食的身心症狀**（建議重溫閱讀第74頁「第2脈輪常見的延伸失衡狀態：暴飲暴食、購物症、戀愛與性上癮」）。

3. 將「情緒修護」與「3號花晶」疊加使用在第3脈輪：第3脈輪對應情緒消化系統，將「情緒修護」與「3號花晶」一起使用在第3脈輪，能深層釋放從兒時開始形成的情緒創傷慣性，打破**左脾胃隱忍壓抑的受害者姿態與右肝膽沉溺爆發的加害者模式**，停止從前至今的情緒創傷輪迴。

4. 將「情緒修護」與「5號花晶」疊加使用在第5脈輪：第5脈

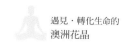
輪對應真實自我表達，將「**情緒修護**」與「**5 號花晶**」一起使用在第 5 脈輪，將停止長期不願表達、不敢生氣、習於隱忍的創傷模式，開始能正確地用喉輪流動真實的情緒感受，使自己與人際關係恢復正向平衡的互敬互愛。

5. 將「**情緒修護**」與「**7 號花晶**」疊加使用在第 7 脈輪：第 7 脈輪對應理性與感性的平衡點，將「**情緒修護**」與「**7 號花晶**」一起使用在第 7 脈輪，可釋放頭部堆積的情緒印記，讓製造破壞性思維的情緒創傷凍結，從第 7 脈輪沉澱到下三輪的物質能量中心被釋放。

兒童心靈 Angel Essence

　　協助每人深入連結內在小孩，讓成年人化解創傷制約中所累積的超理性模式，可以發自內心的返樸歸真，對生命重現天真無邪的信任，向宇宙散發孩童般的純粹與交託。

　　◎「**兒童心靈**」是如綻藍天空的色彩頻率，第一道視覺療癒反映出天真無憂、純粹遼闊的能量振頻。對兒童心靈的顏色或氣味感到排斥、冷感，或反感的人，長期被成人過度理性的頭腦局限，與真實的情緒感知斷線，總以汲汲營營的成年模式防禦著童年的不安全感，遺忘內在孩童的純粹天真，無法信靠真實生命的慈悲柔愛。

　　◎「**兒童心靈**」適用於各年齡層。女性在孕期中使用，可幫助胎中生命在母體之內，仍能建立起自我邊界，保持個體意識的純粹。已出生的嬰兒、幼童、孩童、青少年，能針對療癒他們尚未固定成形的內在孩子，在成年以前重整出屬於自己的命運模式。

　　◎成年人比小孩更適用「**兒童心靈**」！能針對釋放成人頭腦理性的制約，深入內在孩童的情緒感受，透過身體感知與內在凍結的流動，讓自己靠近聆聽內在小孩的真實聲音，幫助每人成為自己的內在父母，親自撫養自己的內在小孩成長，活出「不曾受過傷」的孩童本質。

　　◎「**兒童心靈**」是針對內在小孩的深度釋放，持續使用後，可能會開始浮現早被遺忘的兒時記憶，或是以為「過去已經過去」，實則被潛意識切斷的兒時感受。

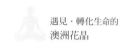
◎使用「**兒童心靈**」時，每人的身心印記與療癒進程皆不相同，請勿抗拒或執著好轉反應的發生與否，只需謹記回歸身體覺察的本心，帶著理解、允許，陪伴所有的發生，生命的轉化必會隨之而來。

「兒童心靈」的使用方法

1. 將「**兒童心靈**」與「**1號花晶**」疊加使用在第 1 脈輪：第 1 脈輪對應原生家庭，將「**兒童心靈**」與「**1號花晶**」一起使用在第 1 脈輪，可重新連結被切斷遺忘的內在小孩，並重整自己 0 到 7 歲在原生家庭中的兒時印記，在內在心靈重建原生家庭的結構。

2. 將「**兒童心靈**」與「**2號花晶**」疊加使用在第 2 脈輪：每人的第 2 脈輪都與媽媽相連，將「**兒童心靈**」與「**2號花晶**」一起使用在第 2 脈輪，能幫助成人連結自我潛意識中的內在小孩，並同時在身心釋放的過程中，一併療癒母親的內在小孩。

3. 將「**兒童心靈**」與「**4號花晶**」疊加使用在第 4 脈輪：第 4 脈輪對應我們與自己的真實關係，將「**兒童心靈**」與「**4號花晶**」一起使用在第 4 脈輪，能幫助我們的內在心靈產生愛的空間，讓童年不被接受的孩童印記一一浮現，在被開啟的心輪空間中療癒釋放。

4. 將「**兒童心靈**」與「**5號花晶**」疊加使用在第 5 脈輪：第 5 脈輪是對應真實自我表達的能量中心，當將「**兒童心靈**」與「**5號花晶**」一起使用在第 5 脈輪，會深度化解兒時不被允許表達自我的創傷凍結，也會提升成人對自我內在小孩的真實聆聽、陪伴傾訴的能力。

使用注意事項

　　愈排斥特定顏色或氣味的身體花晶，就代表該花晶的能量頻率直接共振潛意識最需面對的創傷凍結，潛意識的自我保護機制才會以「抗拒、不喜歡、覺得不重要／不需要／沒有用」的表意識感受讓我們自主略過、迴避、避免觸碰。

　　如果**不喜歡「心靈修護」、「情緒修護」、「兒童心靈」的顏色或氣味，或認為自己根本不需要，或頭腦直接以功能對應就判定「心靈修護」、「情緒修護」、「兒童心靈」沒有用處**的夥伴，我會建議**請刻意加強使用**，潛意識必會透過身體能量轉換，共振出意想不到的療癒釋放，發生出乎意料的生命變化。

　　療癒煉金坊學院的教學核心是「身心覺察為主，能量工具為輔」：澳洲花晶必須搭配正知正見的**身心覺察**，才能真正釋放身體印記、療癒內在凍結、轉化人生命運，親自見證生命不可思議的無限可能。

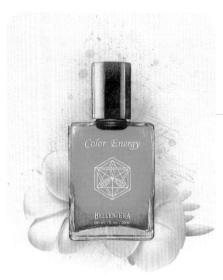

精微能量修護花晶──身體淨化系列

身體修護
Physical light Essence

全成分

水、白蘭地、薰衣草、綠花白千層、佛手柑、
茶樹、穗花薄荷、史賓妮、木拉花、山靈花、
灰蜘蛛、犬狀玫瑰、白水晶

基因淨化
Gene Purification

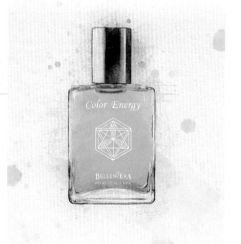

全成分

沒藥、天竺葵、苦橙葉、穗甘松、山靈花、
粉紅木拉、白水晶、亞歷山大石

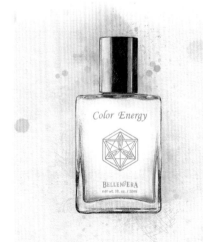

純淨極光
Divine Light Essence

全成分

水、白蘭地、圓當歸、薄荷、乳香、永久
花、白蓮花、藍鐘花、五角花、綠蜘蛛蘭、
白水晶、舒俱來石

精微能量修護花晶——身體淨化系列

真實地自我包容接納
方能為身體淨化療傷

　　我們會在身心覺察的過程中，釋放個人的業力印記，親眼看清無明意識的創造過程與起因，心甘情願地面對已然成熟的業果，這份「清醒的明白」讓我們有足夠的內在智慧發揮正確行動，不再如從前那般種下相同程度的業因。

　　所有外在世界的發生，都是在反應內在心靈的實況，當外在肉體發生意外、受傷損害，反映出的是內在心靈存在已久的「自我傷害」；利用身體花晶進行身心覺察，幫助我們從外在肉體受傷的實相，進入內在心靈自傷的真相，讓深刻地自我覺察，啟動身體自然修護的療癒機制。

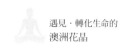
身體修護 Physical light Essence

　　所有外在世界的發生，都是在反應內在心靈的實況，當外在肉體發生意外、受傷損害，反映出的是內在心靈存在已久的「自我傷害」；身體修護是幫助我們從外在肉體受傷的實相，進入內在心靈自傷的真相，讓深刻地自我覺察，啟動身體自然修護的療癒機制。

　　◎「**身體修護**」是在修護我們不覺不察的內耗（身心能量）與自傷（才會創造外傷）的模式：因此在使用「**身體修護**」的過程中，有些人已待發作的舊患，可能會發生疼痛，這是將長期隱疾向外排出的療癒過程；有些人則會感到非常疲倦，這是在修護自己長期錯用身體能量的療癒過程。

　　◎「**身體修護**」與「**4 號花晶**」都是大地綠色，其色彩頻率更為透亮，第一道視覺療癒反映出大自然的真實包容與接納。對**身體修護**的顏色或氣味感到排斥、冷感，或反感的人：對自己與他人的分別心、批判性都較高，容易投射出「外在世界將同等批判自己」的防備心；讓與自己的關係的內在空間，及與世界的關係的外在空間都狹小局限，活成「心胸狹小」的個人狀態。

　　◎修復外在所有身體的受傷破口處：含手術開刀的傷口、燒燙傷、撞擊瘀傷、扭傷的舊疾患處，讓受傷破口處減少發炎與疤痕組織增生的機率，不易留下疤痕。

　　◎使用「**身體修護**」時，每人的身心印記與療癒進程皆不相同，

請勿抗拒或執著好轉反應的發生與否，只需謹記回歸身體覺察的本心，帶著理解、允許，陪伴所有的發生，生命的轉化必會隨之而來。

「身體修護」的使用方法

1. 「**身體修護**」全身適用，請使用在任何**開放性的受傷破口、燒燙傷處、關節扭傷、皮膚瘀傷、臟器受損區域**。

(1) **開放性傷口**：先將「**身體修護**」與傷處所在位置的對應脈輪花晶一起與「**光子花鑰霜**」混合，再塗抹在傷口處，並趁花晶能量交換、創傷印記浮現時，針對該傷處的身心主題進行身心覺察。例如臉部擦傷，將「**身體修護**」與「**6號花晶**」混合「**光子花鑰霜**」，再疊加使用在第6脈輪全區，並針對第6脈輪的為了面子丟失裡子／在意他人眼光大於自己的需求感受／活在表面自我感覺良好中，實則不斷受苦等現象進行療癒。

(2) **燒燙傷處、關節扭傷、皮膚瘀傷處**：將「**身體修護**」與傷處位置的對應脈輪花晶一起使用，並趁花晶能量交換、創傷印記浮現時，針對該傷處的身心主題進行身心覺察。例如手部燙傷，將「**身體修護**」與「**4號花晶**」疊加使用在第4脈輪全區，並深入覺察因長期忽略心輪課程而致使的手部受傷。若是腿部扭傷，則將「**身體修護**」與「**1號花晶**」疊加使用在第1脈輪全區，能幫助化解自己因害怕面對心中真實渴望，而盲目追求的急躁行動。

(3) **臟器受損**：將「**身體修護**」與該臟器位置的對應脈輪花晶一

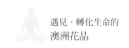

起使用，並趁花晶能量交換、創傷印記浮現，針對該傷處的身心主題進行身心覺察。例如肝臟受損，將「**身體修護**」與「**3 號花晶**」疊加使用在第 3 脈輪全區；若是甲狀腺失調，則將「**身體修護**」與「**5 號花晶**」疊加使用在第 5 脈輪全區。以此類推。

2. 將「**身體修護**」與「**1 號花晶**」疊加使用在第 1 脈輪：能深度修護長期被低頻行動力（焦慮瞎忙／快狠準）所透支的身體能量，幫助我們與身體的真實訊號連線，感受身體真正所感，讓身心進入正確又適當的休息，讓個人的行動不再基於內疚自責、匱乏不足的紛擾之心，從中改變自我消耗的行為模式，轉化為富有正向創造的行動能力（此為第 1 脈輪最高平衡）。

3. 將「**身體修護**」與「**4 號花晶**」疊加使用在第 4 脈輪：可讓渾厚的 4 號綠色能量，與身體修護清透的大地綠色能量，在心輪產生相乘加倍的「自我接納空間」，有如大自然對萬物的無限包容，我們也將擴大對自我面向的包容力，進一步對世界開展「心輪－無條件接納」的品質。

基因淨化 Gene Purification

　　基因淨化針對家族印記的療癒釋放，能使我們覺察洞見個體成員與集體家族之間的連結；當我們在意識層次明晰家族印記背後所承載的「待圓滿的愛」，我們將能發自內心地敬重祖輩血脈，允許自己接受來自無數祖輩超越時空的愛與祝福，讓個體生命穩固於無限的生命之根，在每一個自我療癒中帶動家族意識的揚昇，轉化自己與家族命運的連動力。

　　◎「**基因淨化**」是清亮的淡綠色頻率，第一道視覺療癒，反映出清澈的涵容：對基因淨化的顏色或氣味感到排斥、冷感，或反感的人，潛意識對原生家庭、血脈祖輩，都有強烈的排斥、不服、委屈感；表意識會呈現出不信、不從、不敬重的樣子；當內在否定、切割個體命運的源頭，我們也難以洞悉更高生命的全貌，無法順服生命之流，使舊有的命運模式悄然循環。

　　◎使用「基因淨化」的過程中，很可能會伴隨家族性的創傷凍結釋放，有些人也許是浮現與原生家庭成員或是家族其他成員相似的身體症狀或內在情緒；有些人可能在釋放身體印記的過程中，浮現家族其他成員的記憶片段、內在感受，請無需心生恐懼罣礙，也請勿執著抓取，一切都是自我療癒的安全流動。

　　◎使用「**基因淨化**」時，每人的身心印記與療癒進程皆不相同，請勿抗拒或執著好轉反應的發生與否，只需謹記回歸身體覺察的本心，

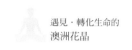

帶著理解、允許，陪伴所有的發生，生命的轉化必會隨之而來。

「基因淨化」的使用方法

1. 「**基因淨化**」全脈輪適用，與所有脈輪花晶疊加使用在對應的身體區域，能改變已知的家族模式，釋放未知的家族印記。

2. 已覺察到自己與血脈親人有重疊的身體症狀／遺傳性疾病、一樣的負面信念／情緒模式、類似且重複的關係紛擾／人生際遇，都請利用脈輪花晶的身心覺察章節，自行覺察背後的核心議題，再將「**基因淨化**」與所對應的脈輪花晶、針對該議題的精微花晶與口服花晶搭配使用，可化解個人傳承自家族印記的循環課題。

(1) 發現自己與父親、外婆、姑姑都屬於「**敢怒不敢言**」、「**軟爛濫好人**」**的慣性模式，各自皮膚系統與肝膽功能都明顯失衡**，可將針對消化系統的「**3 號花晶**」、提升自我力量的「**財運之星**」，與釋放家族印記的「**基因淨化**」疊加使用；同時搭配口服花晶「**原動力**」、「**寶貝肌膚**」：從身體與心靈雙管齊下地釋放內在孩子不敢真實表達、活出自我的創傷。

(2) 發現自己與母親、姐姐、阿姨有相同的婦科疾病，各自也都有被重男輕女的兒時創傷，可將針對女性議題的「**2 號花晶**」、轉化陰性能量的「**心靈修護**」，與釋放家族印記的「**基因淨化**」疊加使用；同時搭配口服花晶「**大地之母**」、「**親密情**」：從身體與心靈裡應外合地化解被家族傳承的女性集體創傷。

純淨極光 Divine Light Essence

　　當我們以真實為己負責的意願去使用「**純淨極光**」，它將以純淨無色的強大淨化力，及空生萬有的能量頻率，洗滌各大脈輪的能量印記。「身體覺察」是消除業力的過程，「**純淨極光**」則是在業果釋放時的安全措施。

　　◎「**純淨極光**」是擷取極高頻率的特製白水晶的能量，第一道視覺療癒是「純淨虛無」，看似透明無色，其實所有色波皆涵容其中，富有極度強大的淨化力，其能量作用是針對業體的淨化。對純淨極光的顏色或氣味感到排斥、冷感，或反感的人：都是執著於空幻虛擬的「有」，輕視超越形相的「無」，以致對純淨極光的「透明無色」感到不特別、不重要；然而極光花晶的「無」象徵「空生萬有」；看似無色，卻包含七彩，對應量子場域的無限可能。

　　◎使用「**純淨極光**」的過程中，可能會發生各種身心好轉反應，每人的身心印記與療癒進程皆不相同，請勿抗拒或執著好轉反應的發生與否，只需謹記回歸身體覺察的本心，帶著理解、允許，陪伴所有的發生，生命的轉化必會隨之而來。

「純淨極光」的使用方法

　　1. 「**純淨極光**」全脈輪適用，可深度清理全身的身體印記，所有**嚴重的皮膚問題、身心好轉反應劇烈者、罹患重大疾病患者、接受過**

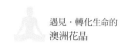
大量藥物治療者，都建議加強使用**「純淨極光」**在全身脈輪區域，可搭配「排毒淨化 Moor 泥」，加強淨化全身精微能量腺體（賀爾蒙性腺、腎上腺素、淋巴系統、肺腺、甲狀腺、松果腺體、腦下垂體）。

2. 將**「純淨極光」**與**「2 號花晶」**疊加使用在第 2 脈輪：第 2 脈輪對應我們與母親的關係，將**「純淨極光」**與**「2 號花晶」**一起使用在第 2 脈輪，能以純淨之光淨化內在孩子對母親愛恨凍結的情緒能量，協助洗滌我們與母親，及母系世代祖輩傳承下來的能量印記。

3. 將**「純淨極光」**與**「4 號花晶」**疊加使用在第 4 脈輪：第 4 脈輪對應我們與自己的關係，將**「純淨極光」**與**「4 號花晶」**一起使用在第 4 脈輪，可協助洗滌第 4 脈輪的深層印記，透過身心覺察更可同步淨化集體意識對自我性別的創傷信念，以生命如是的樣貌，突破集體制約，活出個體性別的真實力量。

4. 將**「純淨極光」**與**「7 號花晶」**疊加使用在第 7 脈輪：第 7 脈輪是思想能量中心，將**「純淨極光」**與**「7 號花晶」**一起使用在第 7 脈輪，能深層淨化負向的思想、信念、習氣，停止以個人的業念，複製個人的業果。

使用注意事項

　　愈排斥特定顏色或氣味的身體花晶，就代表該花晶的能量頻率直接共振潛意識最需面對的創傷凍結，潛意識的自我保護機制才會以「抗拒、不喜歡、覺得不重要／不需要／沒有用」的表意識感受讓我們自主略過、迴避、避免觸碰。

　　如果不喜歡「**身體修護**」、「**基因淨化**」、「**純淨極光**」的顏色或氣味，或認為自己根本不需要，或頭腦直接以功能對應就判定「**身體修護**」、「**基因淨化**」、「**純淨極光**」沒有用處的夥伴，我會建議**請刻意加強使用**，潛意識必會透過身體能量轉換，共振出意想不到的療癒釋放，發生出乎意料的生命變化。

　　療癒煉金坊學院的教學核心是「身心覺察為主，能量工具為輔」：澳洲花晶必須搭配正知正見的身心覺察，才能真正釋放身體印記、療癒內在凍結、轉化人生命運，親自見證生命不可思議的無限可能。

精微能量修護花晶──意識揚昇系列

意識轉化
Awareness Transformation

全成分

羅勒、檀香、熏衣草、香蜂草、雪梨玫瑰、紫水晶、拉長石

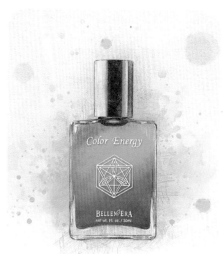

靈性修護
Spiritual Light Essence

全成分

水、白蘭地、丁香、洋甘菊、苦橙葉、紅樹林、紫羅蘭、綠蜘蛛蘭、山楂花、碧璽、祖母綠

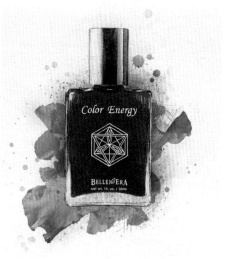

恬美夢境
Dreams

全成分

洋甘菊、馬郁蘭、巨頭花、霰石、鋯石

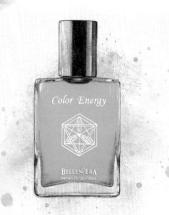

精微能量修護花晶──意識揚昇系列

提升個體的宏觀視野
邁向真正廣大的生命格局

　　靈性本是我們原所具有的本心自性，靈性不能被教導，也無從學習；任何提倡靈性的教學、靈性的指導、靈性的學習，都是讓人偏離真實的靈性真相。只有分裂的小我意識才會堅信靈性在自己之外，以為靈性是需要學習的／是可被教導的；這個錯誤認知會讓我們持續失落於與一體神性分裂的創傷印記裡，難以真實感知到內在本所具有的靈性之境。

　　任何身心問題都與逃避內在真相有關，說明自己極度執著外在的故事、過去的發生、人生的困苦，才會抗拒進入潛意識的生命真相，在頭腦層次抗拒「放鬆、放過、放下」，寧可透支身心能量停留在表意識的幻象世界，也要與「大我、靈性、真相」連結的時刻。

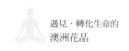
意識轉化 Awareness Transformation

當我們的意識能量受限在被內在的創傷凍結，個人的思言行將受到徹底的侷限，使人生命運停滯不前，難以活出高格局的生命。「**意識轉化**」的能量可以「轉化意識的層次」，打破自我狹隘的防禦思維，擴展內在固守二元對立的小我意識，幫助提升個體的宏觀視野，讓人得以邁向真正廣大的生命格局。

◎「**意識轉化**」是透亮的天藍色，第一道視覺療癒反映出天空般的遼闊。對意識轉化的顏色或氣味感到排斥、冷感，或反感的人：第7脈輪的思想極為僵化，非常抗拒新的改變，寧願堅守早已不適用的生存信念，也不願自我突破，嘗試新的可能，將第1脈輪限制在過去的創傷模式中，使人生毫無新意與希望。

◎「**意識轉化**」是針對打破極度頑抗僵固的慣性模式，因此在使用「意識轉化」的過程中，身體部位有可能感到發熱、發燙：身體上三輪可能感到頭暈、頭痛，

◎使用「**意識轉化**」時，每人的身心印記與療癒進程皆不相同，請勿抗拒或執著好轉反應的發生與否，只需謹記回歸身體覺察的本心，帶著理解、允許，陪伴所有的發生，生命的轉化必會隨之而來。

「意識轉化」的使用方法

1.「**意識轉化**」是「修護系列」的「**氣結釋放**」：所有氣結、硬塊、結節，都是氣脈嚴重阻塞而成的物質性症狀，根源是精微的意識能量被凍了。當在任何緊繃、僵硬、硬塊結節的身體部位使用完**氣結釋放**後，都可再延伸使用**意識轉化**，會同步打通物質性的氣脈、流動精微性的意識能量。

2.「**意識轉化**」適用在全身關節，因全身骨骼對應整體信念系統，自我難以覺察的固執思維都會烙印在全身關節處，意識轉化可打破凍結在關節處的僵固能量，幫助自我突破。

3. 將「**意識轉化**」與「**1 號花晶**」疊加使用在第 1 脈輪：第 1 脈輪對應原生家庭，也是主導人生走向的行動力；將「**意識轉化**」與「**1 號花晶**」一起使用在第 1 脈輪，可解除源於父母親的固化的行動模式，停止透過雙腳將原生家庭的舊有循環複製貼上，讓第 1 脈輪的行動力擁有彈性、創新、豐富的全新活力。

4. 將「**意識轉化**」與「**5 號花晶**」疊加使用在第 5 脈輪：第 5 脈輪對應內在臣服的意願；將「**意識轉化**」與「**5 號花晶**」一起使用在第 5 脈輪，可轉化堅守憑靠自我之力的創傷信念，軟化拒絕臣服生命大我的頑抗小我。

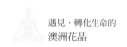
5. 將「意識轉化」與「6號花晶」疊加使用在第6脈輪：第6脈輪是對生命真相心悅誠服的能力；將「意識轉化」與「6號花晶」一起使用在第6脈輪，可幫助化解自以為是的小我傲慢，超越「唯我獨尊」的分裂意識，用心靈之眼看見自我真相。

6. 將「意識轉化」與「7號花晶」疊加使用在第7脈輪：第7脈輪是理性感性的融匯處，對應個人慣性的思維模式；將「意識轉化」與「7號花晶」一起使用在第7脈輪，可幫助堅硬的習氣思想提升至高維度的意識層次，使思言行自動更新，創造出更高格局的外在實相。

靈性修護 Spiritual Light Essence

　　靈性本是我們原所具有的本心自性，靈性不能被教導，也無從學習；任何提倡靈性的教學、靈性的指導、靈性的學習，都是讓人偏離真實的靈性真相。只有分裂的小我意識才會堅信靈性在自己之外，以為靈性是需要學習的／是可被教導的；這個錯誤認知會讓我們持續失落於與一體神性分裂的創傷印記裡，難以真實感知到內在本所具有的靈性之境。

　　◎「**靈性修護**」是與「**6號花晶**」相似的深靛色，是針對靈性智慧的能量頻率。其色波比6號花晶更為透亮，第一道視覺療癒反映靈性覺醒的色彩頻率：對靈性修護的顏色或氣味感到排斥、冷感，或反感的人，長期逃避靈性真相，也許是對靈性意識不服不信、敬而遠之，又或沉迷於非真實的靈性幻境裡，一心向外追尋小我的靈性之夢，不斷逃離內在的靈性本質。

　　◎「**靈性修護**」修護的是人們潛意識小我對靈性的錯誤認知，讓我們得以連結超越二元世界的靈性生命，接收來自內在靈性智慧的指引，幫助我們在人世間醒覺，將靈性意識結合現實，成為生活的實相。

　　◎「**靈性修護**」是以覺醒的頻率打破小我的慣性思維，因此有些人在使用的過程中，會發生頭痛、頭暈，以及內在的憤怒浮現，有些人則會經驗到對生命真相的驚鴻一瞥，獲得極深刻的洞見。

　　◎使用「**靈性修護**」時，每人的身心印記與療癒進程皆不相同，

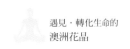
請勿抗拒或執著好轉反應的發生與否，只需謹記回歸身體覺察的本心，帶著理解、允許，陪伴所有的發生，生命的轉化必會隨之而來。

「靈性修護」的使用方法

1. 將「靈性修護」與「5 號花晶」疊加使用在第 5 脈輪：第 5 脈輪對應臣服的能力，將「靈性修護」與「5 號花晶」一起使用在第 5 脈輪，可協助照見自我的頑強不服，深入經驗小我與生命大我抗衡的痛苦，在深刻的內在覺察中生起臣服的願心。

2. 將「靈性修護」與「6 號花晶」疊加使用在第 6 脈輪：第 6 脈輪對應看見真相的能力，將「靈性修護」與「6 號花晶」一起使用在第 6 脈輪，將能協助修護肉眼的偏差眼光，超越眼見為憑的二元幻象，能以靈性智慧之眼看見自己與他人無二的本質。

3. 將「靈性修護」與「7 號花晶」疊加使用在第 7 脈輪：第 7 脈輪對應靈性脈輪能量的最終區域，將「靈性修護」與「7 號花晶」一起使用在第 7 脈輪，將打破過度依賴頭腦理性的舊有模式，打開有限的「知道」，允許無限的「未知」介入，讓命運軌跡超越被預知的舊有宿命，使內在的靈性主導生命的奇蹟。

恬美夢境 Dreams

任何睡眠問題都與逃避內在真相有關，說明自己極度執著外在的故事、過去的發生、人生的困苦，才會抗拒進入潛意識的生命真相，在頭腦層次抗拒「放鬆、放過、放下」的深度睡眠，寧可透支身心能量停留在表意識的幻象世界，也要以「不入睡、難入眠、睡眠品質不佳」的狀態去逃避「深度睡眠所帶來的自我死亡」，這也同時切斷了我們在深度睡眠中與「大我、靈性、真相」連結的時刻。

「恬美夢境」的能量頻率，**外在層面**能舒緩緊繃的思緒、心情及神經，放鬆潛意識的緊張記憶，協助人輕鬆面對外在起伏，放鬆神經系統和紛擾的思緒，讓身、心、靈恢復和諧；**內在層面**則是在所有睡眠問題（淺眠、多夢、失眠）的背後，呈現內在小我對物質世界的抓取。打破小我狹隘的防禦思維，擴展內在固守二元對立的小我意識，將能幫助提升個體的宏觀視野，讓人得以邁向真正廣大的生命格局。

◎「恬美夢境」是清亮的透藍色，第一道視覺療癒反映出寧靜沉澱的心靈品質。對恬美夢境的顏色或氣味感到排斥、冷感，或反感的人：內心深處抗拒無形的能量場域，更偏執於有形的物質形式，容易被表面的人生故事占據心靈，不易對自我真相產生觀察的空間；容易呈現在第 5 脈輪肩頸問題（臣服的能力）、第 6 脈輪眼睛與神經系統偏頭痛（看見真相的能力）、第 7 脈輪頑固執著（真實感知的能力）。

◎「恬美夢境」是針對所有睡眠問題背後的心靈狀態：內在小我

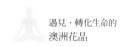
對物質世界的抓取；因此在使用的過程中，會發生自動空靈的意識狀態，這是頭腦表意識從快速運作的模式，進入到深層腦波的作用，潛意識逐漸放鬆釋放。

◎使用「恬美夢境」時，每人的身心印記與療癒進程皆不相同，請勿抗拒或執著好轉反應的發生與否，只需謹記回歸身體覺察的本心，帶著理解、允許，陪伴所有的發生，生命的轉化必會隨之而來。

「恬美夢境」的使用方法

1. 將「恬美夢境」與「5 號花晶」、「6 號花晶」、「7 號花晶」疊加使用在 5-6-7 脈輪：可幫助我們在晚間睡眠時，放下物質自我的抗拒（打開第 5 脈輪臣服的能力）；閉上物質肉眼、鬆開神經系統（提升第 6 脈輪向內洞察的能力）；在深度睡眠中超脫人間劇碼，以更高維度洞見自我真相（第 7 脈輪託付生命的引領）。使用期間請觀察自己睡眠品質、夢中感受，並覺察 5、6、7 脈輪的身心變化。

使用注意事項

　　愈排斥特定顏色或氣味的身體花晶，就代表該花晶的能量頻率直接共振潛意識最需面對的創傷凍結，潛意識的自我保護機制才會以「抗拒、不喜歡、覺得不重要／不需要／沒有用」的表意識感受讓我們自主略過、迴避、避免觸碰。

　　如果**不喜歡「意識轉化」、「靈性修護」、「恬美夢境」的顏色或氣味，或認為自己根本不需要，或頭腦直接以功能對應就判定「意識轉化」、「靈性修護」、「恬美夢境」沒有用處**的夥伴，我會建議請刻意加強使用，潛意識必會透過身體能量轉換，共振出意想不到的療癒釋放，發生出乎意料的生命變化。

　　療癒煉金坊學院的教學核心是「身心覺察為主，能量工具為輔」：澳洲花晶必須搭配正知正見的身心覺察，才能真正釋放身體印記、療癒內在凍結、轉化人生命運、親自見證生命不可思議的無限可能。

精微能量修護花晶──擴大氣場系列

彩虹光體
Releasing

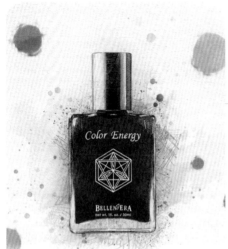

全成分

絲柏、杜松、香蜂草、盲眼蘇珊、吉利百合、紅睡蓮、克羅花、薄荷灌木、波吉石、白水晶

能量場保護
Guardian Angel Essence

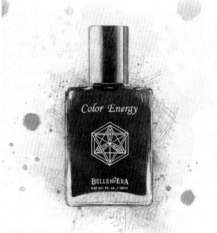

全成分

水、白蘭地、薰衣草、乳香、沒藥、火百合、鳶尾花、天使之音、紫羅蘭、紫水晶、碧璽

能量場淨化
Prana

全成分

水、白蘭地、薰衣草、松樹、檸檬草、紫羅蘭、克羅花、波波花、紫水晶、白水晶

精微能量修護花晶──擴大氣場系列

擴大自我氣場
活出個人生命中心力量

　　串聯七大脈輪的能量體中軸，平衡每個脈輪過強或過弱的
光波，幫助第 1 脈輪的拙火氣脈向上竄升，整合從第 1 至第 7
脈輪的轉動；讓封閉的下三輪得以連結上三輪，從封閉與停滯
的身心凍結中解脫，活出整體生命的價值感。

　　同時開啟個人無形靈光體的保護屏障，由內而外穩固中軸
力量，讓自己不受外界干擾、起伏、影響，還能以此幫助別人
回歸自我的中心，讓自身的穩定力量成為世界穩定的根基。

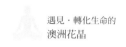
彩虹光體 Releasing

串聯七大脈輪的能量體中軸，平衡每個脈輪過強或過弱的光波，幫助第 1 脈輪的拙火氣脈向上竄升，整合從第 1 至第 7 脈輪的轉動；讓封閉的下三輪得以連結上三輪，從封閉與停滯的身心凍結中解脫，活出整體生命的價值感。

◎「彩虹光體」是深暗的靛色，第一道視覺療癒反映出深入黑暗的綻放。「彩虹光體」是協助串聯七大脈輪的頻率，對彩虹光體的顏色或氣味感到排斥、冷感，或反感的人：七脈輪的中軸都較不穩固，容易依個人習性，使某個特定脈輪的波能過強，使其上下脈輪處於弱化的失衡。

◎「彩虹光體」串聯七大脈輪的能量中心，協助平衡過度或不足的光波，在使用的過程中有可能感到頭暈、頭痛、身體發熱。

◎使用「彩虹光體」時，每人的身心印記與療癒進程皆不相同，請勿抗拒或執著好轉反應的發生與否，只需謹記回歸身體覺察的本心，帶著理解、允許，陪伴所有的發生，生命的轉化必會隨之而來。

「彩虹光體」的使用方法

1.「彩虹光體」可每天使用在整條脊椎，與七脈輪花晶疊加使用在各脈輪區域，可針對平衡所有脈輪的能量光波：使過度的被緩和，使過弱的被增強。

2. 任何已知較弱化的脈輪區域：無論是明顯的肉體問題、心靈凍結、生命課題，都可將「**彩虹光體**」用於所有身體花晶之後，光子花鑰霜之前，以七彩之光修復該脈輪的能量破損。

3. **彩虹光體**雖可加強脈輪光體的修復，平衡過強的脈輪光波，但不可取代脈輪花晶的作用；因脈輪花晶的能量最渾厚，是直接針對肉體器官、細胞印記的釋放。

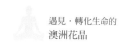
能量場保護 Guardian Angel Essence

　　幫助修護空間能量、保護心靈、強化氣場,增強個人磁場厚度;
使個人氣場形成自然的能量防護,讓混濁厚重的能量病氣難以共振,
確保個體身處在集體之中仍能維持中心力量的穩定,不向外附著混濁
能量。

　　◎「**能量場保護**」與「**能量場淨化**」都是深暗的紫藍色,第一道
視覺療癒反映出穩固氣場防護與淨化場域的力量。對**能量場保護**的顏
色或氣味感到排斥、冷感,或反感的人:較易受到外界的干擾,起於
心中的紛擾不定;容易「過度感性,極之敏感」,害怕面對內心真實
感知,對外在世界過於依附呼應,自身氣場極易跟隨外界擾亂起伏。

　　◎「**能量場保護**」是幫助修護空間能量、保護心靈、強化氣場,
增強個人磁場厚度;因此在使用「**能量場保護**」的時候,若原本氣場
邊界異常薄弱,身體可能會在重建場域時發生不同情況的好轉反應,
一切都是自我療癒的安全流動。

　　◎使用「**能量場保護**」時,每人的身心印記與療癒進程皆不相同,
請勿抗拒或執著好轉反應的發生與否,只需謹記回歸身體覺察的本心,
帶著理解、允許,陪伴所有的發生,生命的轉化必會隨之而來。

「能量場保護」的使用方法

　　1. 將「**能量場保護**」與「**2 號花晶**」疊加使用在第 2 脈輪:第 2

脈輪是我們與母親的能量連結，母親象徵自己與人事物境的關係；每個人都曾在母親的第 2 脈輪裡經驗過一體之境，在母體內的胎兒與母親毫無邊界，這會影響到我們與他人的健康邊界。因此將「**能量場保護**」與「**2 號花晶**」疊加使用在第 2 脈輪，可在個人氣場上幫助正確邊界的建立。

2. 將「**能量場保護**」與「**4 號花晶**」疊加使用在第 4 脈輪：脈輪 2-4 對應，第 2 脈輪對應與母親的關係，第 4 脈輪對應與自己的關係；我們與母親的邊界，直接影響我們與自己的邊界，進而影響自己與他人的邊界；尤其心輪是「自我能量的進與出」，因此將「**能量場保護**」與「**4 號花晶**」疊加使用在第 4 脈輪，可幫助建立自我能量場域。

3. 將「**能量場保護**」與「**5 號花晶**」疊加使用在第 5 脈輪：第 5 脈輪是我們向外表達的能量中心，因此將「**能量場保護**」與「**5 號花晶**」疊加使用在第 5 脈輪，可幫助我們在穩固的氣場中，恰如其分地對外溝通表達、聲明宣示。

「能量場保護」延伸用法

1. 每天出門前將「**能量場保護**」與「**1 號花晶**」疊加使用在第 1 脈輪，為腳底湧泉穴建立氣場防護（湧泉穴為大地能量的吸附與排放區），

2. 將「**能量場保護**」直接使用於整條脊椎，貫穿七輪中脈的能量中心。

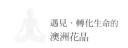

3. 將 10-15 滴的「**能量場保護**」滴入 50-100ML 的噴霧瓶或水氧機中（容量愈大，用量酌增），直接噴灑在所有居家場域，可淨化全環境的能量場。

4. 將調配好的「**能量場保護**」噴霧，在口罩外側噴 3-5 次，讓我們在佩戴口罩的同時，就能建立第 4 脈輪（心肺系統）與第 5 脈輪（呼吸系統）的能量場防護。

5. 直接滴 5-10 滴的「**能量場保護**」在雙掌心中，掌心朝外，向身體外圍的無形能量畫圓，可擴大個人無形的能量圈（防護罩）。

6. 使用完畢後，雙手搓拭後嗅吸，發揮澳洲花晶第二道療癒－嗅吸療癒。

能量場淨化 Prana

　　淨化自身磁場，消除空間的衝突對立能量，保持個體中心擴散的場域潔淨，協助清除沾染於外的混濁能量、汙穢氣場。

　　◎「**能量場淨化**」與「**能量場保護**」都是深暗的紫藍色，第一道視覺療癒反映出淨化場域、擴大氣場的頻率。對能量場淨化的顏色或氣味感到排斥、冷感，或反感的人：對環境氣場的變化極度無感，反映出與內在狀態切斷連結，對自己的情緒模式多為「過度理性，極不敏銳」，對外在的人事物經常呈現出麻木的狀態，即便自身氣場被干擾也毫無所感。

　　◎「**能量場淨化**」能淨化自身磁場，保持個體中心擴散的場域潔淨，在使用「能量場淨化」的時候，若原本個人氣場就較渾濁，身體可能會在使用過程發生不同程度的好轉反應，一切都是自我療癒的安全流動，

　　◎使用「**能量場淨化**」時，每人的身心印記與療癒進程皆不相同，請勿抗拒或執著好轉反應的發生與否，只需謹記回歸身體覺察的本心，帶著理解、允許，陪伴所有的發生，生命的轉化必會隨之而來。

「能量場淨化」的使用方法

　　1. 將「**能量場淨化**」與「**1 號花晶**」疊加使用在第 1 脈輪：可幫助我們淨化腳底湧泉穴所吸附的渾濁能量（湧泉穴為大地能量的吸附

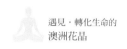
與排放區）。

　　2. 將「**能量場淨化**」與「**4 號花晶**」疊加使用在第 4 脈輪：可在我們對外界敞開心胸與外界進行連結時，同步淨化透過心輪流動的氣場。

　　3. 將「**能量場淨化**」與「**5 號花晶**」疊加使用在第 5 脈輪：可在我們向外溝通、表達、交流的時候，淨化以喉輪湧現與流入的能量循環。

　　4. 將「**能量場淨化**」從肩膀往後背撒，讓花晶自然流經整片上背與脊椎，可淨化七脈輪的能量中心。

「能量場淨化」延伸用法：

　　1. 將 10-15 滴的「**能量場淨化**」滴入 50-100ML 的噴霧瓶或水氧機中（容量愈大，用量酌增），噴灑在所有居家場域，可淨化全環境的能量場。

　　2. 將調配好「**能量場淨化**」噴霧，直接在口罩內側噴 3-5 次，讓我們在佩戴口罩的同時淨化第 4 脈輪的心肺系統與第 5 脈輪的呼吸系統。

　　3. 直接滴 5-10 滴的「**能量場保護**」在雙掌心中，掌心朝外，向身體外圍的無形能量畫圓，可淨化個人無形的能量圈（防護罩）。

　　4. 使用完畢後，雙手搓拭後嗅吸，發揮澳洲花晶第二道療癒－嗅吸療癒。

使用注意事項

愈排斥特定顏色或氣味的身體花晶，就代表該花晶的能量頻率直接共振潛意識最需面對的創傷凍結，潛意識的自我保護機制才會以「抗拒、不喜歡、覺得不重要／不需要／沒有用」的表意識感受讓我們自主略過、迴避、避免觸碰。

如果不喜歡「**彩虹光體**」、「**能量場保護**」、「**能量場淨化**」的**顏色或氣味，或認為自己根本不需要，或頭腦直接以功能對應就判定「彩虹光體」、「能量場保護」、「能量場淨化」**沒有用處的夥伴，我會建議**請刻意加強使用**，潛意識必會透過身體能量轉換，共振出意想不到的療癒釋放，發生出乎意料的生命變化。

療癒煉金坊學院的教學核心是「身心覺察為主，能量工具為輔」：澳洲花晶必須搭配正知正見的**身心覺察**，才能真正釋放身體印記、療癒內在凍結、轉化人生命運，親自見證生命不可思議的無限可能。

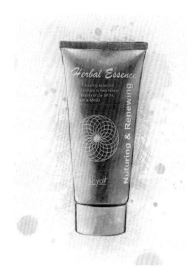

核心轉換工具系列

光子花鑰霜
Shanti Herbal Essence Deluxe

全成分

墨西哥野芋、洋甘菊萃取、伊蘭精油、銀杏葉、貝殼晶礦精萃、天使之音

光子寶寶霜
Baby Essence

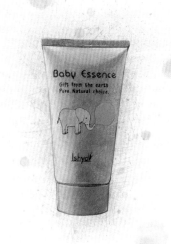

全成分

洋甘菊萃取、蘆薈萃取、月見草油、克羅花、南十字星、紅睡蓮、地衣、天使之音、黑醋栗籽油、倒地鈴萃取液

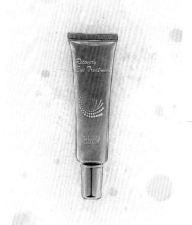

澳洲花晶光子眼部精華
Ishya Eye Recovery Treatment

全成分

小黃瓜萃取、維他命 B5、橄欖葉萃取、大棗果萃取、紫球草萃取、粉晶、月光石

核心轉換工具系列

精微光子
能量信息的傳遞者

　　身體印記是以能量信息波儲存在身心、氣脈、神經，影響細胞受體對滋養、修護、更新，使一個人的信念、思言行、命運模式，都跟隨陳舊的身體印記循環重播。

　　所有生物都會持續釋放光子，德國物理學家波普證實：光子蘊含生命運作的全信息，能重建身心平衡與健康序列，讓能量或氣以生物光子的形式運行。

　　能量就是氣，氣帶動所有契機。萬事萬物都是能量的呈現，細胞及 DNA 中散發微光的頻率，藉由精微光子波動，讓細胞間持續信息交換、更新轉換。

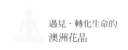
光子花鑰霜 Shanti Herbal Essence Deluxe

「光子花鑰霜」是澳洲花晶系列最基礎的能量工具。內含 40 多種澳洲花晶的能量頻率，單獨使用可強化全身肌肉組織，使筋膜骨層的凍結鬆動，促進所有脈輪腺體與各大精微能量體（經絡氣脈、淋巴系統、神經系統、賀爾蒙系統）的流動；與身體花晶搭配使用，可放大所使用的每一支花晶的**第三道療癒——能量交換**，並延長所有花晶清理身心印記的時間。

◎「身體花晶」與「光子花鑰霜」的能量特性不同，兩者不能互相取代，但同時並用將能深層釋放身心印記、加速命運模式的轉化。

- 身體花晶能量分子最小、能量穿透力最深；毫無油性的水元素質地，使其停留在肉體表面的時間最短，能直入深層印記進行清理釋放；療癒作用快速強烈，屬於強效滲透、定錨精準的能量特性。每一支身體花晶的能量都有特定的療癒頻率，針對釋放不同身體印記的內在凍結。

- 光子花鑰霜能量分子較大、能量穿透較溫和；清爽的霜狀質地，讓其停留在物質肉體的作用時效較久，可為身體進行更長時間的能量交換；對身體印記的釋放作用溫和綿延，屬全面性、全效型的能量特性。光子花鑰霜結合數十種花晶能量，對應身心所有肉體症狀、身體保健、內在流動。

◎使用**「光子花鑰霜」**的過程中，可能會發生各種身心好轉反應，

每人的身心印記與療癒進程皆不相同，請勿抗拒或執著好轉反應的發生與否，只需謹記回歸身體覺察的本心，帶著理解、允許，陪伴所有的發生，生命的轉化必會隨之而來。

「光子花鑰霜」的使用方法

大面積的環繞使用在脈輪 1 到 6 的身體部位，可強化全身肌肉組織，使筋膜骨層的凍結鬆動，促進所有脈輪腺體與各大精微能量體（經絡氣脈、淋巴系統、神經系統、賀爾蒙系統）的流動。

「光子花鑰霜」的進階用法

使用完所有身體花晶後，將光子花鑰霜大面積的環繞使用在已用完身體花晶的部位，能加強放大所使用的每一支身體花晶的能量功效，更有效延長所有花晶的作用時間。

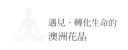
光子寶寶霜 Baby Essence

「**光子寶寶霜**」內含高頻率的「**兒童心靈**」與「**純淨極光**」的花晶波能，幫助深入連結內在小孩，讓成年人化解在創傷制約中所累積的自我切斷模式（包括物質主義／過度分析理性／斷絕身心感受者），協助內在小孩的深度連結，能發自內心的返璞歸真，對生命重現天真無邪的信任，向宇宙散發孩童般的純粹與交託。

◎「**光子寶寶霜**」能量分子大於身體花晶，可放大所使用的每一支花晶的第三道療癒——能量交換，並延長所使用的每一支花晶的時效。

◎使用「**光子寶寶霜**」的過程中，可能會發生各種身心好轉反應，每人的身心印記與療癒進程皆不相同，請勿抗拒或執著好轉反應的發生與否，只需謹記回歸身體覺察的本心，帶著理解、允許，陪伴所有的發生，生命的轉化必會隨之而來。

「**光子寶寶霜**」的使用方法

1. **適合懷孕中的女性在孕期中使用**：將「兒童心靈」與「光子寶寶霜」搭配使用，可幫助胎兒在母體中建立屬於自己的能量邊界，能較少受到母親內在小孩的影響，讓胎兒在母體中也能保持個體意識的純粹。將「**心靈修護**」與「光子寶寶霜」搭配使用，可幫助孕期女性在身心劇烈的變化中，重新建構愛自己的能力。

2. **適合已出生的新生兒、成長期中的幼童／孩童／青少年使用**：

將「兒童心靈」與「光子寶寶霜」搭配使用，可讓他們透過自己的身體，與內心尚未固定成形的內在孩童連結，幫助孩子在成年前啟動全新的自我生命軌跡。

3. 適合所有成年人使用（尤其是過度理性、排斥情緒、冷漠疏離，或「認為自己不需要」的成年人）：將「兒童心靈」與「光子寶寶霜」搭配使用，能幫助成人深入內在孩童的情緒感受，釋放身體感知與內在凍結的流動，讓自己可以聆聽到內在小孩的心靈聲音，以大人的身分負起內在父母的責任，在內心深處照養內在小孩的成長，活出「不曾受過傷」的生命本質。

4. 適合所有敏感肌膚、皮膚問題、好轉反應劇烈者使用：將「兒童心靈」與「光子寶寶霜」搭配使用，可深度呵護異常敏感脆弱的皮膚，連結心中易感受傷的內在孩子；透過皮膚的修復，重建與自己的關係，讓內在小孩豁然開朗，重整與世界的健康邊界，能如孩子般與人自在的交流、互動。若已產生破皮、破口的皮膚過敏處，建議先將需使用的身體花晶與光子花鑰霜或光子寶寶霜均勻混合後，再使用在皮膚破口的患處。

「光子寶寶霜」的進階用法

使用完所有身體花晶後，將光子寶寶霜大面積的環繞使用在已用完身體花晶的部位，能加強放大所使用的每一支身體花晶的能量功效，更有效延長所有花晶的作用時間。

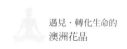
澳洲花晶光子眼部精華
Ishya Eye Recovery Treatment

外在作用：拉提、緊緻、除皺、美化臉部肌膚、提升青春外貌。長期搭配 **6 號花晶**使用，可讓受損的眼睛視力逐漸恢復健康。沒有眼睛症狀的人則能常態保健。

內在作用：強化第 6 脈輪的智慧／真相／內在洞悉力。能穿透肉眼所見，不受眼見為虛的外在幻象遮蔽。更能受到內在智慧（兩眉中心的智慧之眼：直覺／靈性）的指引，交託更高生命的帶領。

「澳洲花晶光子眼部精華」的使用方法：

每天早晚將第 6 脈輪適用或延伸適用的任一身體花晶（可以疊加一種以上身體花晶），以 5-10 滴的量與兩枚 10 元硬幣大小的**光子花鑰霜**或光子寶寶霜混合，均勻厚敷在全臉，最後將**光子眼部精華**塗抹在全臉肌膚，眼部周圍額外加強，身體花晶及光子花鑰霜的能量精華可被眼霜封存，被全臉肌膚鎖定吸收，使臉上所有花晶與花鑰霜的物質性作用更深入穿透，深度淨化臉部淋巴排毒。使用一至兩周即可感受到臉部肌膚明顯白皙透亮到反光；長期使用，更有助眼睛視力保健，並同步提升第 6 脈輪的自我洞察力：面對內在真相的覺察力。

使用注意事項

　　愈排斥特定顏色或氣味的身體花晶，就代表該花晶的能量頻率直接共振潛意識最需面對的創傷凍結，潛意識的自我保護機制才會以「抗拒、不喜歡、覺得不重要／不需要／沒有用」的表意識感受讓我們自主略過、迴避、避免觸碰。

　　所以如果**不喜歡「光子花鑰霜」、「光子寶寶霜」的顏色或氣味，或認為自己根本不需要，或頭腦直接以功能對應就判定「光子花鑰霜」、「光子寶寶霜」沒有用處**的夥伴，我會建議請刻意加強使用，潛意識必會透過身體能量轉換，共振出意想不到的療癒釋放，發生出乎意料的生命變化。

　　療癒煉金坊學院的教學核心是「**身心覺察為主，能量工具為輔**」：澳洲花晶必須搭配正知正見的**身心覺察**，才能真正釋放身體印記、療癒內在凍結、轉化人生命運，親自見證生命不可思議的無限可能。

能量彩油系列

更大能量分子
強化療癒時效

　　澳洲花晶的能量彩油系列是以各大療癒主題的身體花晶為基底，能量彩油的能量分子最大，能量穿透度較淺，卻有無可取代的特性：能最大化延長所使用的每一支身體花晶／光子花鑰霜／光子寶寶霜的療癒時效。光子花鑰霜／光子寶寶霜的能量分子是介於身體花晶與能量彩油之間，因此兩大光子霜都有相同特性：可以加強放大每一支身體花晶的療癒功效。

使用順序建議

　　1. 先將能量穿透最快、釋放印記最強力的身體花晶使用在各大脈輪關鍵點（例如第 1 脈輪的下半身全區：腳底、腳趾頭、腳踝環擦、膝蓋環擦、大腿鼠蹊環擦、整片腰椎）。

　　2. 再將光子花鑰霜或光子寶寶霜使用在更大面積的身體區域（例如第 1 脈輪的下半身全區，含小腿、大腿、屁股全面積）加強放大所使用的身體花晶的能量。

　　3. 最後將花晶能量彩油使用在已用完身體花晶／光子花鑰霜／光子寶寶霜的身體區域的「每一吋肌膚」，最大化延長所有能量工具的作用時效。

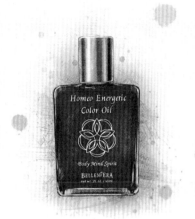

火彩油
Energetic Colour Oil - Fire

全成分

白水晶油、榛果油、花梨木、黑胡椒、絲柏、
銀杏、山金車、木拉花、紅寶石

土彩油
Energetic Colour Oil - Earth

全成分

白水晶油、榛果油、馬鬱蘭、杜松、天竺葵、
金盞菊、鳶尾花、囊鞘花、琥珀

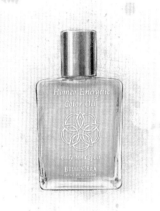

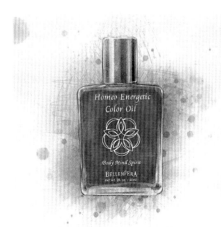

風彩油
Energetic Colour Oil - Wind

全成分

白水晶油、苦橙葉、迷迭香、紫錐花、克
羅威花、波隆納、紫水晶

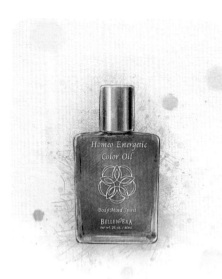

氣結彩油
Energetic Colour Oil - Releasing

全成分

白水晶油、榛果油、羅勒、迷迭香、天竺葵、犬狀玫瑰、克羅威花、依格那永久花、橄欖石

黃金豐盛彩油
Energetic Colour Oil - Golden Abundance

全成分

白水晶油、克羅花萃取、紅木、乳香、薰衣草、馬鬱蘭、迷迭香、紅柑、黃水晶、虎眼石

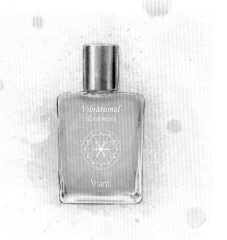

極光彩油
Energetic Colour Oil - Divine Light

全成分

白水晶油、榛果油、檸檬、薄荷、乳香、朝露、高木拉、綠蜘蛛、五角花、月長石

火彩油 Energetic Colour Oil - Fire

每種能量彩油都是用對應的澳洲花晶作基底，「火彩油」是以「1號花晶」為基底：**內在調節** 1-3-5 脈輪過於亢進或低下的能量，提升生命活力，啟動正向行動力，對外在物質展現積極的創造能力。身體調節強化血液循環，鞏固骨骼力量，促進新陳代謝機能，加速淨化身體組織，改善過度堆積脂肪的蜂窩組織，釋放體內過多的體熱（發炎因子），加強心血循環力。

「火彩油」使用建議

1. 肌肉關節總是僵硬緊繃：建議以「火彩油」搭配「氣結釋放」、「1號花晶」、「光子花鑰霜」；口服花晶「轉換力」。

2. 容易躁熱上火、上腹部緊繃、經常消化不良：建議以「火彩油」搭配「3號花晶」、「情緒修護」、「光子花鑰霜」；口服花晶「身心淨化」。

3. 慢性發炎、皮膚過敏、肌膚色澤總是暗沉或經常搔癢：建議以「火彩油」搭配「純淨極光」、「3號花晶」、「光子寶寶霜」；口服花晶「寶貝肌膚」。

4. 想針對提升第 1 脈輪身心能量：建議以「火彩油」搭配「氣結釋放」、「1號花晶」、「光子花鑰霜」；口服花晶「原動力」。

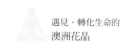
土彩油 Energetic Colour Oil - Earth

每種能量彩油都是用對應的澳洲花晶作基底，「土彩油」是以「3號花晶」為基底：**內在調節**個人意志力低下、思慮憂愁的情緒能量，開啟第 3 脈輪的消化動能，讓身心靈的消化系統重新啟動。**身體調節**全身淋巴代謝循環，改善靜脈曲張、橘皮組織；恢復肝膽分解毒素與脂肪的功能，讓體內廢物可被正常過濾運輸；排出全身體內多餘蓄積的水分，提升鬆軟的肌肉組織彈性與力量，提振心肺呼吸能量。

「土彩油」使用建議

1. 身體容易蓄積水分、肌肉組織鬆軟無力：建議以「土彩油」搭配「氣結釋放」、「1 號花晶」、「光子花鑰霜」；口服花晶「原動力」。

2. 淋巴循環慢、易囤積脂肪、產生橘皮組織：建議以「土彩油」搭配「氣結釋放」、「1 號花晶」、「3 號花晶」、「光子花鑰霜」；口服花晶「原動力」。

3. 想針對提升第 3 脈輪身心能量：建議以「土彩油」搭配「3 號花晶」、「財運之星」、「光子花鑰霜」；口服花晶「原動力」。

風彩油 Energetic Colour Oil - Wind

　　每種能量彩油都是用對應的澳洲花晶作基底，「風彩油」是以「6號花晶」為基底：**內在調節**長期緊繃導致的過度反應，釋放總是緊張焦慮的情緒，讓思緒心智恢復輕盈清晰。**身體調節**針對體態扁瘦、骨骼緊縮、關節僵硬的現象，調整鬆動彈性；鬆開過多思慮，放鬆神經系統的戰鬥模式；穩定自律神經與內分泌；改善用腦過多引起的失眠與頭痛，提升睡眠品質。

「風彩油」使用建議

　　1. 容易失眠、頭痛、神經緊張、過度焦慮、用腦過多：建議以「風彩油」搭配「6 號花晶」、「意識轉化」、「光子花鑰霜」；口服花晶「寧靜心」。

　　2. 神經系統引起的內分泌失調：建議以「風彩油」搭配「1 號花晶」、「2 號花晶」、「光子花鑰霜」；口服花晶「大地之母」。

　　3. 想針對提升第 6 脈輪身心能量：建議以「風彩油」搭配「6 號花晶」、「意識轉化」、「光子花鑰霜」；口服花晶「理性與感性」。

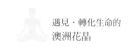
氣結彩油 Energetic Colour Oil - Releasing

每種能量彩油都是用對應的澳洲花晶作基底，「氣結彩油」是以「氣結釋放」為基底：

身體調節是針對全身氣脈、帶動血脈，推動氣血暢通；疏導氣節阻塞的能量，改善結締組織彈力；軟化緊繃僵硬肌肉關節，回復肌肉關節活力；針對身體局部或全身特別僵硬或存在已久的舊傷；協助暢通緊縮凍結的脈輪區，使精氣神逐漸清明一致。

「氣結彩油」使用建議

1. 全身關節緊繃僵硬、氣脈瘀塞嚴重者：建議以「氣結彩油」搭配「氣結釋放」、「1 號花晶」、「Moor」、「光子花鑰霜」；口服花晶「身心淨化」。

2. 長期體溫偏高者（慢性發炎體質）：建議以「氣結彩油」搭配「氣結釋放」、「1 號花晶」、「Moor」、「光子花鑰霜」；口服花晶「身心淨化」。

3. 想針對打通氣脈的流動：建議以「氣結彩油」搭配「氣結釋放」、「1 號花晶」、「光子花鑰霜」；口服花晶「身心淨化」。

黃金豐盛彩油
Energetic Colour Oil - Golden Abundance

每種能量彩油都是用對應的澳洲花晶作基底，「黃金彩油」是以「財運之星」為基底：**內在調節**是平衡第 3 脈輪靈性消化區的緊縮，讓 1-3 脈輪的能量與豐盛意識共振，提升自我展現的魄力，發揮卓越的意志力與自信心，讓內在的夢想與藍圖可被實現。**身體調節**是為肝膽運行、腎上腺素、淋巴系統注入黃晶波頻的力量，帶動全身肌肉的強健，使身體自然挺而有力，以王者之姿展示自我。

「黃金豐盛彩油」使用建議

1. 肌肉疲軟、鬆弛無力：建議以「黃金彩油」搭配「1 號花晶」、「財運之星」、「光子花鑰霜」；口服花晶「原動力」。

2. 易因自卑心理消極放棄：建議以「黃金彩油」搭配「1 號花晶」、「財運之星」、「光子花鑰霜」；口服花晶「原動力」。

3. 想針對提升內在力量、自我信心：建議以「黃金彩油」搭配「1 號花晶」、「3 號花晶」、「財運之星」、「光子花鑰霜」；口服花晶「原動力」。

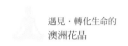
極光彩油 Energetic Colour Oil - Divine Light

每種能量彩油都是用對應的澳洲花晶作基底，「極光彩油」是以「純淨極光」為基底：**內在調節**是以強大的純淨能量，洗滌身心堆疊的印記，讓無法停止的負面信念與思維被釋放。**身體調節**是針對淨化全身淋巴組織的毒素；放鬆緊繃的肌肉系統（放下內在防禦）；淨化慢性發炎與急性發炎的症狀。

「極光彩油」使用建議

1. 慢性發炎體質與急性發炎症狀：建議以「極光彩油」搭配「純淨極光」、「身體修護」、「Moor」、「光子花鑰霜」；口服花晶「身心淨化」。

2. 重大疾病與慢性疾病患者：建議以「極光彩油」搭配「純淨極光」、「Moor」、「光子花鑰霜」；口服花晶「身心淨化」。

3. 想針對身體的排毒淨化：建議以「極光彩油」搭配「純淨極光」、「Moor」、「光子花鑰霜」；口服花晶「身心淨化」。

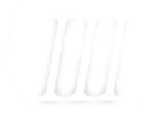

口服精微能量

轉化信念，活出生命的彈性

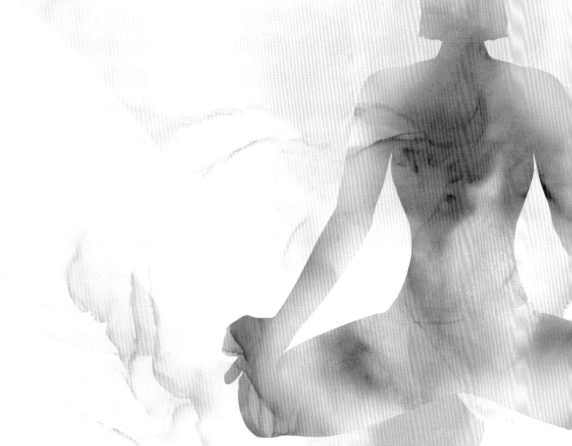

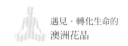

破除潛意識信念中的創傷慣性

　　創傷的能量會形成凍結、閉鎖、產生「失去彈性的慣性機制」，讓人不由自主地重複著傷害自己的習慣，讓自己像壞掉的收音機般重複播放不愛聽的樂典，卻難以發現及改變。例如**有人習慣暴飲暴食、有人習慣情緒失控、有人習慣胡亂花費、有人習慣負面思考、有人習慣委屈壓抑、有人習慣所託非人**，以上都起因於潛意識中的創傷信念，成為我們的身體印記，讓自己總是「身不由己」地活在「失去彈性的慣性機制」裡，而這一切正是形塑人生命運的過程。

　　凡是創傷能量，必然凍結沉重，需要以精微的能量來擊破潛意識信念中的創傷慣性。**澳洲花晶的口服花晶系列**是針對「身心靈」的**心靈階梯**，每一種口服花晶都富含高純度的罕見植物、稀珍花朵的精微能量，**同時注入高頻水晶、珍貴寶石、淨化貝殼的礦物能量**：先以渾厚能量貫穿沉重的創傷信念頻率，再以高度精微的花精頻率為導引，直入無形的情緒體、心智體、信念系統，協助轉化揚昇。花精是歷史超過百年以上的精微能量工具，也是較廣為人知可以入口服用的能量工具；幾乎所有國家產地、不同系統派別的花精都能穿透無形無相的情緒體、心智體（智力／思維）、信念系統，使當下的感受舒暢、心情放鬆。

　　在前兩章，我們談過了七大脈輪的身心覺察與自我療癒，以及身體花晶的應用，「身體花晶」是渾厚能量，有顏色、有氣味，不可混

合使用，作用在「有形有相」的物質層面，在使用過程中容易發生明顯的身心感受。本章要談的「口服花晶」是精微能量，無顏色、無氣味，可以混合使用，作用在「不知不覺」的心靈層面，在使用過程中不易發生明顯的身心感受。在身心覺察與自我療癒的旅程中，妥善運用渾厚能量的身體花晶，結合富含精微頻率的口服花晶，就是同時針對**身心靈的身體階梯**與**心靈階梯**。將能同步清理厚重的身體印記、轉化無形的心靈信念系統，對身心印記將有雙管齊下、裡應外合的療癒作用，使身心靈整體發生極致穿透的改變。

口服花晶建議用法：口服花晶屬精微能量，無色無味，可以無限混合使用，最多可將全系列口服調配在同一瓶中，隨身攜帶使用。可忽略包裝外盒上的使用建議，每天在所飲用的**每一杯飲料**（水、茶、奶、湯、酒……不限甜鹹冷熱）中，**不限次數**地加入**半滴管**的口服花晶，確保入口的每一口液體都有口服花晶的精微能量，將在不知不覺中快速轉化無形無相的信念系統。

療癒煉金坊學院是首位被澳洲花晶創辦人授權培訓師資並核發證書的澳洲花晶能量轉化療癒師——國際培訓教學單位。現今坊間所有提及身心覺察與澳洲花晶的教學課程，都是出自本學院早期的舊式教學內容。

療癒煉金坊學院的教學核心是「身心覺察為主，能量工具為輔」：唯有正知正見的覺察心法，方能正確的使用能量功法，協助自己進入真正的療癒轉化，親自見證生命不可思議的無限可能。

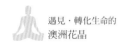
口服花晶——生命豐富系列

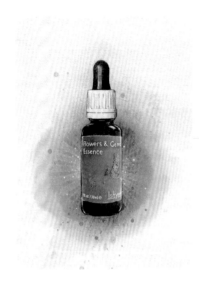

原動力
Flower Gems Essence - Life Force

全成分
水、白蘭地、波波花、犬狀玫瑰、五角花、南
十字星、荒漠玫瑰、方解石

　　原動力是「生命豐盛系列」第一順位的口服花晶：生命需要原始
動能、落實行動，才能開創擴展。

　　原動力的精微頻率對應到 **1 號花晶**的渾厚能量，就如口服版的 **1
號花晶：對應第 1 脈輪的生命原始動力、啟動第 3 脈輪信任自我的能力。**

　　原動力針對平衡 1-3 脈輪的兩極失衡：消極自毀的零動力、莽撞
瞎忙的行動力；自卑自貶的零自信、自大自傲的假自信。

　　使用**原動力**時，務必落實第 1 脈輪與第 3 脈輪的身心覺察，建議
搭配 **1 號花晶、3 號花晶、財運之星**，將能雙管齊下地啟動第 1 脈輪
與第 3 脈輪的身心能量：提升疲乏倦怠的生命動力，平衡落入兩極失
衡的行動力，提振自我放棄的零動力，轉化破壞性的毀滅動力。

口服花晶
生命豐富系列

宇宙的豐盛為每個生命敞開

原動力的轉化信念

信任生命

宇宙會將你放置在最好的際遇中

只有你對自己的觀點標籤

足以貶抑你或提升你

你可以無條件地愛自己

鼓勵、支持並滋養自己

放下你對他人尋求認可的期待

學習接受並讚許你自己

在任何表相的困境之下

仍然信任事物發生的背後

有著我們尚未體悟的禮物

此時你所經驗的一切

都會成為你生命擴展的滋糧

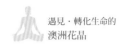
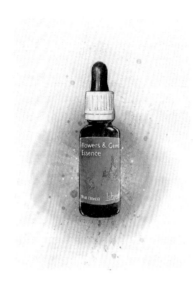

口服花晶——生命豐富系列

創造力
Flower Gems Essence - Creative

全成分

水、白蘭地、金鐘花、克羅花、五角花、法蘭絨、紅桂蓮、高木拉、土耳其灌木、黑曜石、白水晶

　　創造力是「生命豐盛系列」排序第二的口服花晶：生命的擴展必須先**行動（原動力）**、後**創造（創造力）**。

　　創造力的精微頻率，對應到身體**第 2 脈輪**的心靈對應：**無限的物質創造能力**。針對平衡第 2-6 脈輪的兩極失衡：消極無力的零創造、自我毀滅的負創造；錯誤往外尋求靈感、錯失內在創意的湧現。

　　使用**創造力**時，務必落實第 2 脈輪與第 6 脈輪的身心覺察，建議搭配 **2 號花晶**、**6 號花晶**、**財運之星**，將能雙管齊下地啟動第 2 脈輪與第 6 脈輪的身心能量：發揮內在本有的創造動力，轉化負向的創造模式，連結靈性創意的直覺靈感，將心中所望化為外在實相。

口服花晶
生命豐富系列

創造力的轉化信念

你是創造源頭

你的想法、信念、意圖、情緒

透過頻率的吸引與創造，顯化你的實相

去看見生命中你所設下的制約

我們內在心念的底片

會映現為外在呈現出的世界關係事物

承諾自己成為生命的主導

為自己創造一個你所想望的生命

在你的人生畫上一個願景藍圖

想像你的關係、工作、金錢、健康、成長的樣貌

你渴望擁有什麼樣的畫面？

請在此時用已實現的話語對自己說：

我是＿＿＿的存有，我現在就擁有＿＿＿

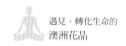
口服花晶——生命豐富系列

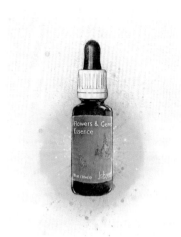

豐富力
Flower Gems Essence - Abundance

全成分

水、白蘭地、藍鐘、波波花、五角花、南十字
星、朝陽合歡、紅寶石

　　豐富力是「生命豐盛系列」排位第三的口服花晶：豐盛的物質生
命需要**正確的行動（原動力）、正向的創造（創造力）、擁有豐盛的
能力（豐富力）**。

　　豐富力的精微頻率對應到 **4 號花晶**的渾厚能量，就如口服版的 **4
號花晶**：對應第 **4** 脈輪的身體主題——**真心給出及豐盛擁有的能力**，
第 **4** 脈輪的心靈主題——**自我接納／允許／涵容的能力**。

　　豐富力針對平衡第 4 脈輪的兩極失衡：對人對己批判、拒絕、排斥；
對愛與物質強行索討抓取／掏空自我犧牲；總是推開被愛與豐盛的機
會／不願付出共享利他。

　　使用**豐富力**時，務必落實第 4 脈輪的身心覺察，建議搭配 **4 號花
晶、心靈修護、財運之星**，將能雙管齊下地啟動第 4 脈輪的身心能量：
自我接納／愛自己的能力上升，接受與給出的力量平衡，能輕鬆擁有
豐盛與幸福被愛，與自己及所有人的關係和諧流動。

口服花晶
生命豐富系列

豐富力的轉化信念

宇宙的豐盛為每個生命敞開

你值得擁有一切美好的事物

豐盛是你的本質

你只是暫時遺忘了你本有的無限美好

你需要學習的

是打破你的設限與質疑

開放的接受豐盛來到你的生命中

允許源源不絕的美善必然充滿你

任何的負面想法質疑與設限

都會在你豐盛的意識之光中化解消融

美好的事物將輕易流動在你的生活中

同時豐盛也會經由你而延伸出去

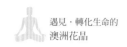

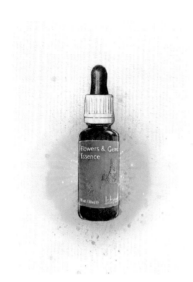

口服花晶——生命豐富系列

能量
Flower Gems Essence - Energy

全成分

水、白蘭地、水之畔、克羅花、巨頭花、古龍眼、野芋灌木、翠綠橄欖石

　　能量是「生命豐盛系列」最後一支口服花晶：想發揮**正確的行動（原動力）、發展正向的創造（創造力）、擁有豐盛的能力（豐富力）**，都需建立在**平衡的身心能量**之上。

　　能量的精微頻率對應到身體修護的渾厚能量，就如口服版的身體修護：幫助心靈卸下因匱乏而起的自我消耗（第 1 脈輪），支持身體獲得全然充足的休息，讓身體與心靈以輕盈自在的狀態，將能量使用在真正熱情、心之所向的創造。

　　能量針對平衡第 1 脈輪與第 4 脈輪的兩極失衡：因兒時對父母的內疚（第 4 脈輪），成年後經常處在慌張行動、不敢停下、自我損耗的狀態（第 1 脈輪）；長年漠視自己應有的休息，透支身心能量在為他人付出。

　　使用**能量**時，務必落實第 1 脈輪與第 4 脈輪的身心覺察，建議搭配 **1 號花晶、4 號花晶、心靈修護、財運之星**，將能雙管齊下地啟動第 1 脈輪與第 4 脈輪的身心能量：允許身體補充所需的休息與睡眠，停止因自我逃避而起的內在消耗，不再基於內疚與不足感而過度付出及背負，以飽滿的身心能量發揮正確的行動（原動力），發展正向的創造（創造力），擁有豐盛的能力（豐富力）。

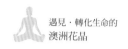
口服花晶
生命豐富系列

能量的轉化信念

檢視自己是否在工作、生活關係層面過度透支體能、心力？

學習將注意力焦點

放在滋養自己的擴展與提升

你會感受身心舒展的流暢與輕盈

收回承攬過多屬於別人的責任

學會信任自己與他人

都有能力為自己的生命負責

當你願意帶著愛與信任，將他人的責任歸還於他

你能夠沒有內疚的辨識屬於你或他人的責任歸屬

當內在的生命能量提升

每人都將毫無例外地在自我負責中覺醒

成為自己的主人

口服花晶——幸福美滿系列

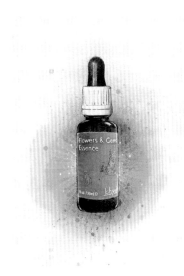

大地之母
Flower Gems Essence - Gaia

全成分
水、白蘭地、比利梅、刷刷花、金鐘花、克羅
花、木拉花、花茶樹、橡樹果、鋰雲母

　　大地之母是「幸福美滿系列」第一順位的口服花晶：陰生長陽，
陽滋養陰，陰性能量是所有男女的生命之源。**大地之母**幫助每人成為
自己的內在母親，以柔性之愛對待自己與他人，再將同等頻率貢獻給
世界、回饋給滋養萬物叢生的地球大地母親。

　　大地之母的精微頻率對應到**心靈修護**的渾厚能量，就如口服版的
心靈修護：對應第 2 脈輪物質生命的陰性源頭——與母親的關係，延
伸到**第 4 脈輪個體生命的陰性力量——與自己的關係**。

　　大地之母針對平衡陰性能量的兩極失衡：過度追求陽性力量，錯
誤貶低陰性能量；矮化自我陰性身分，無法開展陽性之能。

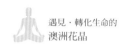
使用**大地之母**時，務必落實第 2 脈輪與第 4 脈輪的身心覺察：

- 妳接納並活出女性的特質嗎？

- 你會不會過於理性陽剛而失去柔軟的協調彈性？

- 你欣賞自己的身體型態嗎？

- 你抗拒親密互動嗎？

- 妳有沒有婦科症狀的問題？

- 妳會不會希望自己寧願是個男性或以陽剛之姿對應外在世界？

使用**大地之母**時，建議搭配 **2 號花晶、4 號花晶、心靈修護**，將能雙管齊下地啟動第 2 脈輪與第 4 脈輪的陰性能量：轉化被長期貶抑的陰性能量，停止過度陽剛的展現；讓柔性的力量流入自我關係，再以此成為自己與世界的連結，使內在的陰性能量發揮到極致的陰陽平衡。

口服花晶
幸福美滿系列

真正的幸福喜悅將在心中綻放

大地之母的轉化信念

女性力量的本質蘊含溫暖、同理

滋長、接納、韌性的特質

像大地之母孕育，並支持著生命

你是否能散發雌性的接納、包容的特質？

對於女性身分，你能如實自在地展現嗎？

當你允許自己更柔軟、臣服於陰性力量

內在另一股能量（陽性力量）也會同時揚升

我們將因內在的陰陽平衡，體驗到二元消融

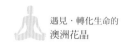
口服花晶──幸福美滿系列

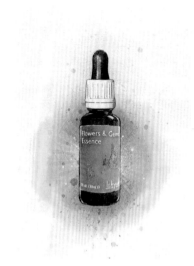

關係花園
Flower Gems Essence - Relationship

全成分

水、白蘭地、藍鐘、波波花、刷刷花、梔子花、
刺鬚花、法蘭絨、薄荷灌木、紅盔蘭、紅素馨、
歡宴灌木、月長石

　　關係花園是「幸福美滿系列」排序第二的口服花晶：生命就是關係，所有關係的美滿和諧，都根植於**正向流動的陰性能量（大地之母）**，進而使**生命的關係百花齊放（關係花園）**。

　　關係花園的精微頻率，對應到身體第 4 脈輪的靈性對應：與自己的關係。針對平衡自我關係的兩極失衡：對自己（別人）極度批判挑剔、保持無感疏離的關係狀態、難以與他人和諧相處；不敢深入享受關係的美好，內在自貶到失去力量、喪失邊界，容易被侵占、侵犯個人權益。

　　使用**關係花園**時，務必針對第 4 脈輪的靈性對應做身心覺察，建議搭配**4 號花晶、心靈修護**，將能雙管齊下地啟動第 4 脈輪靈性對應的身心能量：享受所有關係，和萬事萬物進入共同合作；發自內心地尊敬及珍愛他人、環境、物品，視如己出的品質；這份心靈的盈滿，將複製在物質生命的所有面向，使所有關係**百花齊放**。

口服花晶
幸福美滿系列

關係花園的轉化信念

生命就是關係

關係帶出你內心對愛的渴望與期待

放下你試圖索取他人的愛

來填滿自己需要的內在坑洞

唯有你

能給出你心內所等待的愛

承諾自己，學習聆聽內在的呼求

全然的親近、擁抱、愛自己

學習在關係的失落中

陪伴自己的感受、思緒、不安

最重要的是與內在的自己接觸，建立愛的流動

透過關係去學習照顧自己的需求、渴求

並成為愛的源頭

真正的幸福喜悅將在心中綻放，在外境開花

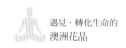
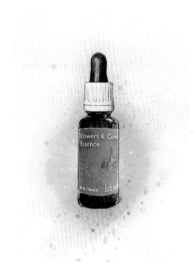

口服花晶——幸福美滿系列

親密情
Flower Gems Essence - Intimate Love

全成分
水、白蘭地、藍貂花、雷斯灌木、乳草、野生洛神、赤鉛礦、月長石、翠綠橄欖石

　　親密情是「幸福美滿系列」排位第三的口服花晶：幸福的關係本質，起於**正向流動的陰性能量（大地之母）**，進而使**生命的關係百花齊放（關係花園）**，達到與**內在自我真實的合一親密（親密情）**。

　　親密情的精微頻率對應**兒童心靈**的渾厚能量，就如口服版的**兒童心靈**：幫助每人連結失聯已久的內在孩子，從中收回對情感關係、親密伴侶的創傷投射，開始給予自己向外尋覓已久的陪伴、理解、包容、關愛。

　　使用**親密情**時，務必落實伴侶關係與兒時印記的身心覺察，建議搭配**2號花晶、兒童心靈、心靈修護**，將能雙管齊下地療癒兒時對親密之愛的失落創傷，化解成年後不敢真實靠近關係的孤單疏離。

口服花晶
幸福美滿系列

親密情的轉化信念

親密關係幾乎重複了兒時所見

父母互動關係的版本

或者與父母相處的習慣模式

孩子與父母關係親近、依附、疏離

或父母之間的親密與否

都隱微或清晰地在自己關係中呈現出來

人們總是將自己內在小孩的關注之責

交給生命中的另一半或重要的他人

去看見在關係中體會到的孤單、依附、恐懼、不安全感，

或其他種種情境

我們將成為自己的內在父母

在自己心中尋獲親密真愛

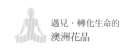
口服花晶——幸福美滿系列

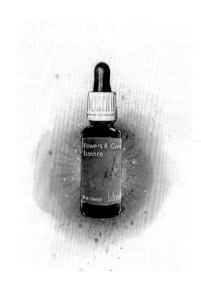

「理性與感性」
Flower Gems Essence - Equality

全成分
水、白蘭地、比利梅、梔子花、法蘭絨、小法
蘭絨、巨頭花、紫藤、紫礦石

　　理性與感性是「幸福美滿系列」最後一項口服花晶：幸福美滿的
關係本質，起於**正向流動的陰性能量（大地之母）**，進而使**生命的關
係百花齊放（關係花園）**，達到與內在自我真實的合一親密（親密情），
以上都需建立在**平衡的理性與感性**之中。

　　理性與感性的精微頻率對應到 7 號花晶的渾厚能量，就如口服版
的 7 號花晶：讓過度的感知恢復正當的理智，讓過度僵化的理性思考
平衡感知；將「第 7 脈輪與至高靈性的連結」，回歸到「第 1 脈輪腳
踏實地的入世修行」。

　　理性與感性針對平衡第 7 脈輪的兩極失衡：集結全脈輪失衡的陰
性能量／陽性能量；過度的理性思考或過度的感知感性，兩者都會，
掩蓋身體與內在小孩最真實的情緒感受；對身心靈療癒容易有「基於
創傷投射的自我預期」，難以接受「有限已知」以外的「無限未知」。

使用**理性與感性**時，務必落實第 7 脈輪的身心覺察，建議搭配 **7 號花晶、意識轉化**，將能雙管齊下地啟動第 7 脈輪的身心能量：平衡的**陰陽能量**從顯化物質的下三輪，揚昇到靈性意識的上三輪；**發揮正確的行動（原動力）、發展正向的創造（創造力）、擁有豐盛的能力（豐富力）**；讓「第 7 脈輪與至高靈性的連結」回歸到「第 1 脈輪腳踏實地的入世修行」。

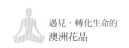
口服花晶
幸福美滿系列

理性與感性的轉化信念

生命最完整的展現

來自你同時擁有理性與感性的特質

並適切地依情境而轉換

過度理性總會阻斷感受與感動的時刻

過於感性又易於失去清晰的穩定力

你既可以在理性的分析中不失感性的接納

也可以在感性之中帶有理性的決斷力

覺察帶來真實的生命品質

讓你回歸「陰與陽」的完整與合一

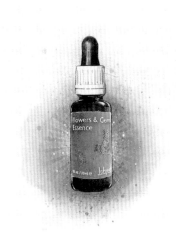

口服花晶──轉化信念系列

磁波防禦
Flower Gems Essence - Defense

全成分
水、白蘭地、旖旎花、刷刷花、鳶尾花、刺鬚花、犬狀玫瑰、野芋灌木、赤鐵礦

磁波防禦是「轉化信念系列」第一順位的口服花晶：只有當內在的心中力量足夠穩固，才不會輕易遭受外在環境的能量干擾，足以堅持自我信念，朝向心之嚮往的道路方向。

磁波防禦的精微頻率對應到**能量場保護**的渾厚能量，就如口服版的**能量場保護：對應第 6 脈輪中正直覺的感知力，及第 7 脈輪正確理性的判斷力。**

磁波防禦針對平衡第 6 脈輪的靈性對應：容易對號入座的敏感體質、難以堅定的自我意志、輕易受到干擾影響。

使用**磁波防禦**時，務必落實第 6 脈輪與第 7 脈輪的身心覺察，建議搭配 **1 號花晶、能量場保護**，能雙管齊下地穩定因內在力量不足，而總是受到外界干擾的個人氣場、思緒、情緒；將上三輪飄移紛擾的能量，與下三輪的自我根基連結，以穩定的身心狀態，擴大個人氣場，不再輕易被外界左右影響。

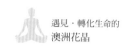
口服花晶
轉化信念系列

專注為自己生命的美好聚氣凝神

磁波防禦的轉化信念

你如何回應外在世界
也意味著你如何回應自己

我能夠明白他人的言行舉止
只是反映他們自己，而不是我

超越你先入為主的自我概念
看見腦海中紛亂重複的雜念
探索隱藏在心內的愛與平安

你擁有的力量
不受外在的波動影響
你可以掌握自主的生命道路
並聆聽真實的內在指引

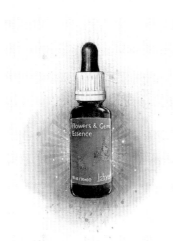

口服花晶──轉化信念系列

寧靜心
Flower Gems Essence - Serenity

全成分

水、白蘭地、天使之音、金鐘花、鳶尾花、紫羅蘭、紅睡蓮、薔薇輝石

　　寧靜心是「轉化信念系列」排序第二的口服花晶：當內在的心中力量足夠穩固，就不輕易遭受外在環境的能量干擾（**磁波防禦**）；有能力讓思緒、情緒、欲望自然地升起與流動，不執著、不抓取、不抗衡（寧靜心），讓自己專注在生命信念的擴展。

　　寧靜心的精微頻率，對應到身體 6 號花晶的渾厚能量，就如口服版的 6 號花晶：真正的寧靜，是可以允許所有情緒欲望的自然流經，不執著、不抓取、不抗衡，使身心能量不再耗損，可全然凝聚在**第 2 脈輪創造的能力、第 6 脈輪的靈感創意**。

　　使用**寧靜心**時，務必落實第 6 脈輪的身心覺察，建議搭配 **6 號花晶、靈性修護**，能雙管齊下地啟動第 6 脈輪的靈性能量：在智慧定見中，看著思緒升起，感受情緒欲望在身體中的流動，讓自己融入卻不陷落，允許所有能量從身體一一經過，一如身處世間卻不屬世界的寧靜。

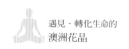
口服花晶
轉化信念系列

寧靜心的轉化信念

心念充滿作用力

它將會吸引你經歷到人事物

以及你所體驗到的生活與現象

每天花一點時間保持安靜

並聆聽心內的話語

讓紛擾的心

透過一吸一吐的氣息

緩緩沉靜下來

看著腦海中浮現的種種思緒

讓它們來，又看著它們離去

既不抓取也不跳入情節戲碼中

學習在不寧靜的片刻

回到身體，觀照自己

你有力量允許紛擾的心思流動、不再受困其中

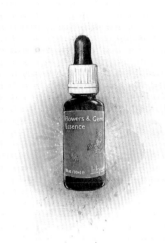

口服花晶──轉化信念系列

身心淨化
Flower Gems Essence - Purifying

全成分
水、白蘭地、旖旎花、刷刷花、鳶尾花、刺鬚花、犬狀玫瑰、野芋灌木、赤鐵礦

　　身心淨化是「轉化信念系列」排位第三的口服花晶：當內在的心中力量足夠穩固，不輕易遭受外在環境的能量干擾（**磁波防禦**）；對情緒慾望不執著、不抓取、不抗衡（**寧靜心**）；身體不需要再承接心靈凍結的能量（**身心淨化**）；我們將以輕快的心，反映出輕盈的身體，輕易將豐盛信念如實顯化。

　　身心淨化的精微頻率對應到**純淨極光**的渾厚能量，就如口服版的**純淨極光**，對應**全脈輪的身心清理：身心完全一體，只有沉重的信念才會形塑出厚重堵塞的身體。**

　　使用**身心淨化**時，建議搭配**純淨極光、身體修護、Moor 墨泥**：將能雙管齊下地清理太過厚重的身體能量、帶動內在凍結的釋放；用輕盈的身體，反映出內在輕快的心，讓**身心淨化**後的狀態顯化出**輕易豐盛**的實相。

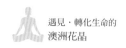
口服花晶
轉化信念系列

身心淨化的轉化信念

身體是心靈的出口、過往歷程的記憶庫
身體的淤塞沉重，意味著能量的受阻、受困的生命

你有能力從過往的受困經驗中
獲得有助於你轉化成長的資源
跨越生命盛有的考驗、險阻、困境

連結對身體的覺知
你無需再以一種無力改變的心境
受困於外在的壓力之下

當你願意覺察身體
將一掃累積在身體、心靈的陰霾
喚醒身心動力，成為新造的生命

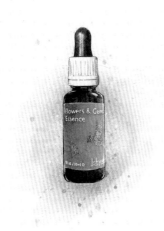

口服花晶──轉化信念系列

專注力
Flower Gems Essence - Focus

全成分
水、白蘭地、金鐘花、艾索波、波爪花、朝露、螢石

專注力是「轉化信念系列」最後一支口服花晶：當內在的中心力量足夠穩固（**磁波防禦**）；對情緒慾望不執著、不抓取、不抗衡（**寧靜心**）；身體不需要再承接心靈凍結的能量（**身心淨化**）；我們將能全然專注在信念轉化的豐盛實相（**專注力**）。

專注力的精微頻率對應到**學習力**的渾厚能量，就如口服版的學習力：將分散在外的注意力收攝回自身，重新面對內在的情緒、想法、念頭；使生命不再只是「過一天，算一天」，讓專注力凝聚在心之所願的創造之中。

使用**專注力**時，務必落實第 3 脈輪與第 6 脈輪的身心覺察，建議搭配**學習力**、**6 號花晶**、**7 號花晶**，將能雙管齊下地啟動第 3 脈輪的靈性消化系統，及第 6-7 脈輪的專注能力，幫助自己凝聚在人生夢想、生命藍圖的創造之路，層層突破自我設限的制約，讓人發揮學習力的潛能，展現原有的創造產能。

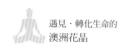
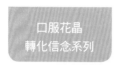

口服花晶
轉化信念系列

專注力的轉化信念

當你聚焦在能為你及他人帶來成長、美善的事物上
你會實現你生命的價值

將你的注意力能量
延伸到你想實現的理想與使命中

凝聚流轉游移的心念、停止往外的抓取
專注為自己生命的美好聚氣凝神

譜出雋永的生命樂章
你會體驗到心的感動與歸屬

口服花晶——自我臣服系列

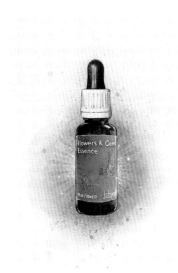

叛逆心
Flower Gems Essence - Rebellion

全成分
水、白蘭地、比利梅、波波花、刷刷花、五角花、南十字星、紅鋅礦

　　叛逆心是「自我臣服系列」第一順位的口服花晶：真正的臣服須先來自真正的覺察，我們才能放過自己，停止對命運的不服、抗拒、攻擊，從小我的掌控中解脫。

　　叛逆心的精微頻率對應到 **5 號花晶**的渾厚能量，就如口服版的 **5 號花晶：對應第 5 脈輪——臣服的力量。**

　　叛逆心針對平衡第 5 脈輪的靈性對應：「臣服」的真實內涵，是先收回兒時印記中對父母的創傷投射，停止以內在受傷孩童之姿去指責、防禦、攻擊外在世界；不再只依憑小我頭腦去對抗大我神性，順流於一體偉大的生命。

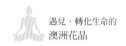
　　使用**叛逆心**時，務必落實第5脈輪的身心覺察：建議搭配**5號花晶**、
意識轉化，將能雙管齊下地啟動第5脈輪的靈性能量：不再頑固地在
潛意識中持續以內在小孩的創傷能量與原生家庭的父母對峙，停止和
自己的命運模式抗衡，讓我們可以放掉潛意識的「過去、業力、小我」
所締造出的「習氣、慣性、舊有的命運模式」。

口服花晶
自我臣服系列

你的存在就是最純然的美好

叛逆心的轉化信念

所有抗拒的，都會卡住你的注意力、生命能量
最終你會成為你所抗拒的樣貌

也許你曾經不被理解或未被聆聽
作為生命本體的你，知道某些觀點你難以贊同
外在世界的看法、評斷，未必符合你的美善本質

你可以透過接納、同意、臣服
轉化內心的抗拒、不同意或反對的衝突

你無需以一種漠然或外顯的行動
來對抗你所不認同的人事物

收回你被困住的注意力能量
從矛盾抗拒的際遇中拿回流失的力量
讓生命再次融合凝聚成為完整的存有

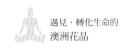
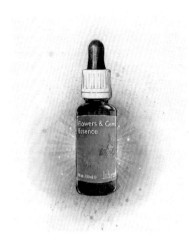

口服花晶──自我臣服系列

轉換力
Flower Gems Essence - Transition

全成分

水、白蘭地、綺旎花、刷刷花、鳶尾花、薄荷
灌木、紅桂蓮、銀縱尤加利、綠銅礦

　　轉換力是「自我臣服系列」排序第二的口服花晶：當我們從小我的掌控中解脫，停止對命運的不服、抗拒、攻擊（**叛逆心**），便能跳轉陳舊的信念，扭轉僵固的宿命模式（**轉換力**）。

　　轉換力的精微頻率，對應**意識轉化**的渾厚能量：所有的僵固執著的意識，都來自脆弱不堪的創傷信念，才會對自我命運造成了不必要的抗爭，使人生毫無希望，失去新的可能。**轉換力**與**意識轉化**有助將堅硬的習氣思想，提升至高維度的意識層次，使思言行自動更新，創造出更高格局的外在實相。

　　使用**轉換力**時，務必針對第 5 脈輪、第 6 脈輪、第 7 脈輪的靈性對應做身心覺察，建議搭配 **5 號花晶、6 號花晶、7 號花晶、意識轉化**，能雙管齊下地轉化意識的層次，打破自我狹隘的防禦思維，擴展內在固守二元對立的小我意識，幫助提升個體的宏觀視野，讓人得以邁向真正廣大的生命格局。

口服花晶
自我臣服系列

轉換力的轉化信念

你可以敞開固有的生命對應模式

放大你的空間

讓宇宙豐盛的可能性透過你顯化出來

此刻，唯有你是自己生命的阻礙與壓抑者

也唯有你是你生命最大的支持來源

靜默地檢視你慣有的對外反應模式

面對外在事物

你總是迎接開啟？信任？冒險？

評估考量？抗拒質疑？封閉亦或固守？

過度理性地守在熟悉的現況

會遞減生命的喜悅與感動力

人往往壓縮自己

受困在自我設限中而不自覺

轉換是一個美好的突破，跨出自己的框架

你值得活出全然自由、喜悅的生活

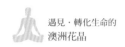

口服花晶──自我臣服系列

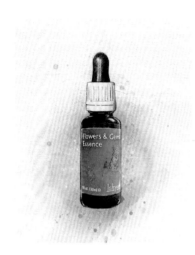

寶貝肌膚
Flower Gems Essence - Skin-Barrier

全成分
水、白蘭地、比利梅、五角花、法蘭絨、紫藤、
綠松石

　　寶貝肌膚是「自我臣服系列」排位第三的口服花晶：臣服的真實本質，是停止對命運的不服、抗拒、攻擊（**叛逆心**），跳轉陳舊的信念，扭轉僵固的宿命模式（**轉換力**），進而建立自己與外界、小我與大我、人性與神性的正當邊界（**寶貝肌膚**）。

　　寶貝肌膚的精微頻率對應**第 3 脈輪──皮膚系統**，就如口服版的**情緒修護**：幫助每人正確對待情緒感受，讓長期壓抑情緒的流動，轉化「錯誤切斷情緒」、「失控爆發情緒」的兩極狀態，化解對外防禦及自我攻擊的模式，

　　使用**寶貝肌膚**時，務必落實**第 3 脈輪──皮膚系統**的身心覺察，建議搭配 **3 號花晶、情緒修護、Moor 墨泥**，將能雙管齊下地啟動自我療癒的能量：深度清理皮膚層層堆疊的防禦與攻擊的創傷印記（邊界潰堤），重塑自我安全感、信任感、親密感，重新建立自己與他人、與世界、與生命的健康邊界。

口服花晶
自我臣服系列

寶貝肌膚的轉化信念

防禦表示你似乎受到了外在威脅

不防禦就是你最大的保障

放下來自他人與自己給予的標籤、認定、壓抑

你可以學習為自己建立一個健康的邊界

在其中既無需防禦，也無需討好配合他人

更沒有擔心、恐懼……

讓自己回到一個身心安頓平安寂定的居所

靜靜地聆聽自己，陪伴並支持自己

你的存在就是最純然的美好了

越過你的憂患意識

平安就在那裡靜待著你

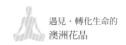

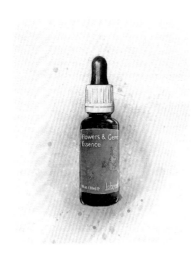

口服花晶──自我臣服系列

急救
Flower Gems Essence - Emergency

全成分

水、白蘭地、克羅花、紫羅蘭、灰蜘蛛、朝露、
蒂羅花、紫水晶

急救是「自我臣服系列」最後一項口服花晶：臣服的真實本質，
是停止對命運的抗爭（**叛逆心**）；跳脫陳舊的信念（**轉換力**）；建立
自己與世界的正當邊界（**寶貝肌膚**）；無論在任何處境中，都能允許
生命如是的樣貌（**急救**）；讓自我融入一體，臣服於當下之流。

急救的精微頻率對應到**第3脈輪的情緒消化系統／交感神經系統**：
針對長期易緊張、感壓力、腦中思緒過多、身心反應過快的人群，化
解長期性的情緒模式；也協期短期內在人生中遭遇重大變故，導致身
心狀態不穩、情緒起伏過烈的人群，幫助其在所處的環境中，邊在內
心陪伴應有的情緒感受，同時支持自己處理外境事務。

使用急救時，務必落實身心覺察；短期狀況建議加強**情緒修護**、
心靈修護、純淨極光；長期狀態建議搭配加強**3號花晶、情緒修護**：
將能雙管齊下地平衡身心能量：我們可以在生命的無常起伏中，允許
內在的流動，同時不影響應有的外在行動，接納所有來到生命的一切。

口服花晶
自我臣服系列

急救的轉化信念

你的存在是安全的

每個恐懼、不安、焦慮、憤怒的時刻

都是呼求被了解、被愛的片刻

提醒當下我們與愛失去連結

你無需被不確定感、未知的不安捆綁

更不必以痛苦掙扎的模式來經歷生命的成長

去擁抱、接納每個起伏的情緒

在那溫柔的迎接與體驗中

會化解情緒對生命的衝擊

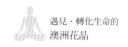

口服花晶——靈性高頻系列

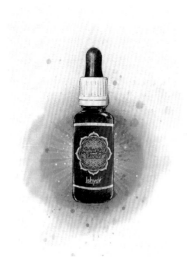

神聖轉化靈性口服
Spiritual Essence - Holy Transition Essence

神聖轉化是「靈性高頻系列」的口服花晶：靈性本是我們原所具有的本心自性。靈性不能被教導，也無從學習；任何提倡靈性的教學、靈性的指導、靈性的學習，都是讓人偏離真實的靈性真相。

神聖轉化的精微頻率對應靈性修護的渾厚能量，就如口服版的**靈性修護**：內在靈性的開展，幫助我們的意識超越人性／物質／創傷故事的頻率，得以連結靈性之境的智慧引領。

使用**神聖轉化**時，建議搭配**5 號花晶、6 號花晶、7 號花晶、靈性修護**，將能雙管齊下地修護人們潛意識小我對靈性的錯誤認知，讓我們得以連結超越二元世界的靈性生命，接收來自內在靈性智慧的指引，幫助我們在人世間醒覺，將靈性意識結合現實，成為生活的實相。

口服花晶
靈性高頻系列

靈性的愛始終擁抱著我們

神聖轉化的轉化信念

靈性的愛始終擁抱著我們

這份認知使我們重獲內在寂靜

內在的沉靜將自然消融外在的起伏與挑戰

當心靈始終在平安之境

這段知曉的旅程

讓我們身處物質世間

也仍保有回歸寧靜的篤定感

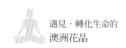
口服花晶——靈性高頻系列

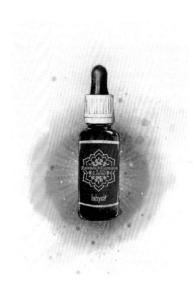

彩虹揚升靈性口服
Spiritual Essence -
Rainbow Ascension Essence

彩虹揚升是「靈性高頻系列」的口服花晶：幫助人們凝聚身體與靈性意識的落地扎根，將靈性智慧帶至渾厚的大地頻率，以身實踐，活成實相。

彩虹揚升的精微頻率對應**彩虹光體**的渾厚能量，就如口服版的彩虹光體：針對串聯七大脈輪的能量體中軸，平衡每個脈輪過強或過弱的光波，協助串聯七大脈輪的中間平衡。

使用**彩虹光體**時，建議搭配 **1 號花晶**、**2 號花晶**、**3 號花晶**、**彩虹光體**，將能雙管齊下地啟動自我療癒的能量：幫助第 1 脈輪的拙火氣脈向上竄升，整合從第 1 至第 7 脈輪的轉動，讓閉鎖的下三輪連結上三輪，從停滯的身心凍結中解脫，活出整體生命的價值感。

口服花晶
靈性高頻系列

彩虹揚昇的轉化信念

你的振動頻率，你選擇的存在狀態
正是你將經歷到的下一個現實

我允許自己與神聖相連
讓生命充滿無限的創意靈感

我允許自己與本我連結
落地以身實現愛、無懼、真實的生命本質

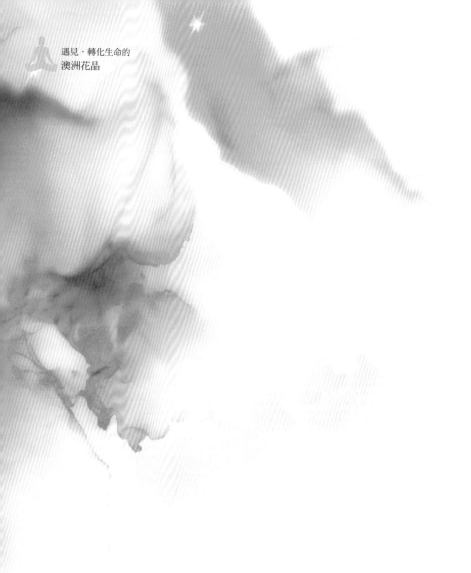

　　療癒煉金坊學院是首位被澳洲花晶創辦人授權培訓師資並核發證書的澳洲花晶能量轉化療癒師──國際培訓教學單位。現今坊間所有提及身心覺察與澳洲花晶的教學課程，都是出自本學院早期的舊式教學內容。

　　療癒煉金坊學院的教學核心是「身心覺察為主，能量工具為輔」：唯有正知正見的覺察心法，方能正確的使用能量功法，協助自己進入真正的療癒轉化，親自見證生命不可思議的無限可能。

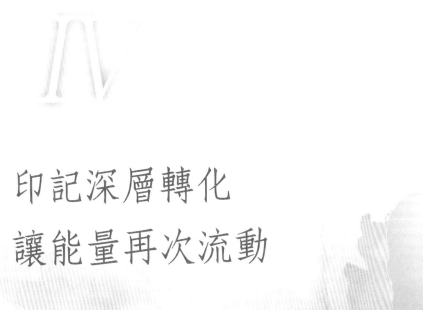

IV

印記深層轉化
讓能量再次流動

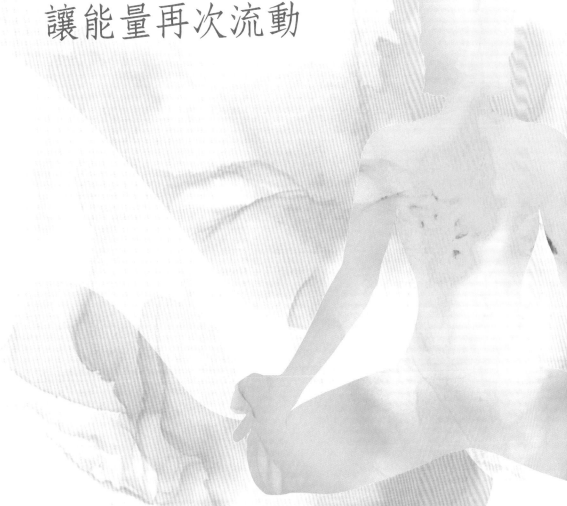

澳洲花晶的延伸系列，是針對清理物質肉體最沉重印記的排毒淨化工具，讓所有身體花晶的能量可直接作用在療癒轉化的層次。同時也有提供臉部美容的能量品，讓人在自我療癒的過程中，外在與內在都可兼顧。

純天然淨化力

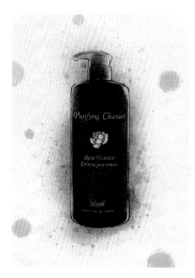

澳洲花晶光子玫瑰純淨露
Rose Essence Calm To Your Senses

內含**極光花晶**的能量成分：透過每日的沐浴，洗滌身體氣場，清除日常堆積的情緒能量，淨化外來的能量沾染。

內含**貝殼晶礦**的渾厚能量：針對洗滌外在氣場的沾染，能更加推動身心感知的敏銳度，減少堆疊在身體印記，停止內在負面信念的延伸。

內含**花朵植萃**的精微頻率：淨化身體殘留的負向能量，幫助暢通身體的經絡氣脈，釋放物質性的酸痛不適、沉重僵硬。

內含**高純度玫瑰精油**：調節體內的腺體機能，穩定陰陽圓缺的起伏情緒，啟動男女身心平衡的運行。

※ **光子玫瑰純淨露**純天然的潔淨力，可取代所有沐浴用品：洗頭、洗臉、洗澡。

※ **光子玫瑰純淨露**純天然的大自然成分，可讓所有家庭成員：寶寶、幼童、兒童、青少年、成人，不分膚質、每日使用。

※ 慣用 Moor 的夥伴強烈建議搭配**光子玫瑰純淨露**：Moor 天然強效的排毒性，會啟動皮膚的代謝系統，打開毛孔的代謝通道，必須使用不含化學物、純天然的身體用品，避免有害物質更易被開啟的皮膚系統吸收、侵入體內。**光子玫瑰純淨露**不僅是純天然成分，內含的**極光花晶、貝殼晶礦、花朵植萃**的多重能量更可深入身體的淨化過程，達到各大腺體平衡，使 Moor 的排毒效益相乘加倍。

深層排毒的奧祕

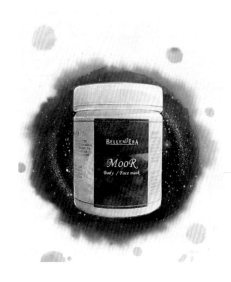

國際醫療級淨化排毒泥：
Moor ／墨泥
Moor － Energy Rhythm Mud

全成分
奧地利原生沼泥、褐藻、藍藻、紅藻、
柵藻、綠藻、檸檬草、海茴香、百里香、
香蜂草、鼠尾草

　　三萬年前在阿爾卑斯山上的冰原活動，將上千種現已絕種的藥草、花葉、種子、原始樹林、根莖植物徹底冰封，完整保存了植物的生命與能量。歷經三萬年的融冰，逐漸形成特殊的湖泊沼澤，千種珍稀植物蘊藏在未受汙染的阿爾卑斯山腳下的沼澤泥：**Moor**──蘊含超過1000 種珍稀植物的療癒元素，其中有 200 多種已絕跡，300 種以上的植物具醫藥價值。

● 西元前八世紀，遠古文獻便記載了 Moor 具有神奇的療癒力。

● 十六世紀的物理學家**帕拉賽西斯**（Paracelsus）記述，Moor 具有身心保健、療癒修復、肌膚回春、排毒淨化等功效。

● 國際排毒醫療協會**米契爾哈伯森**博士推崇，Moor 是人類所知最重要的天然療癒物質。

● 奧地利醫學院教授 **Dr.H di Gaspero** 表示，沒有其他浴療的效果能媲美 Moor 的獨有療效。

Moor 就像阿斯匹靈般，在歐洲被許多自然療法的醫師列為治療處方，廣為各領域的醫師們使用。過去二十幾年，已有九次國際性會議在奧地利湖畔舉行。至今有上百位科學家經過分析證實 Moor 具有極佳的抗炎修護、更新身體機能的特質，能有效吸收與排放內外毒素，平衡腺體激素。

Moor 是經過萬年分解的沼澤泥，內含極高量的植礦物能量，分子極細已無細胞鍵，可達到立即性穿透。其特有的毒性螯合作用，能吸附深層毒素，再經由人體最大的排泄器官——**皮膚系統**，清理被徹底物質化的身體印記：神經毒、筋膜毒、體內酸性毒、引起慢性疾病的毒性因子；清理各大脈輪腺體的物質性阻塞：腎上腺素、荷爾蒙性腺、淋巴系統、胸腺肺腺、甲狀腺、神經系統。能重新啟動身體原有的運作機制，使免疫系統功能恢復正常。

※ **Moor 可幫助身心連結**：Moor 是針對清理被徹底物質化的腺體毒素／最沉重的身心印記，因此也能幫助連結被潛意識切斷的身體感知。當我們被潛意識深層的創傷印記層層凍結，就會對身體與情緒失去正確的感知能力。Moor 可協助卸下身體的自我防禦，讓身體恢復正常流動，與內在感知恢復連結。

※ **Moor 可幫助所有花晶能量更穿透**：Moor 是針對清理最沉重的身心印記，使用完 Moor 後再使用身體花晶，都不需再分化高頻能量去清理身體最厚重沉淤的印記，讓所有花晶能量直接作用在身心轉化的療癒過程。

※ **Moor 可幫助緩解好轉反應**：在利用身體花晶進行覺察療癒的過程，長年厚重的身體印記，會與高頻能量產生震盪，有些人會因此發生劇烈的好轉反應。 這時 Moor 獨有的排毒特質，可中和高頻能量與厚重印記的震盪，大幅降低好轉反應的不適感。

※ **Moor 可能引發的好轉反應**：Moor 特有的排毒力，能啟動身體原有的機制作用，而皮膚是人體最大的排泄器官，當毒素正被代謝時，身體會有相對的好轉反應。

常見的身體好轉反應：皮膚排毒（出疹／癢）、排汗明顯增多、汗臭、口苦口臭、易口渴口乾、關節骨骼酸痛、疲憊感、多夢……等。除了身體會出現好轉反應，也會出現情緒排毒，將被長期壓抑的情緒感受釋放出來。常見的情緒好轉反應如悲傷、焦躁、憤怒、恐懼、驚慌、不安……等。有些人可能會清理出被積壓的憤怒情緒、深層的悲傷；

也有些人使用後會發生莫名的顫抖，這是在釋放過往被凍結住的驚慌恐懼。

使用「Moor」時，每人的身心印記與療癒進程皆不相同，請勿抗拒或執著好轉反應的發生與否，無論何者都是自我療癒的過程，一切都是自我療癒的安全流動，只需謹記回歸身體覺察的本心，帶著理解、允許，陪伴所有的發生，生命轉化必會隨之而來。

Moor 適用者

1. 長期飲食重口味者

2. 長期習慣壓抑情緒／容易情緒失控者

3. 菸、酒、藥物等長期上癮者

4. 有慢性疾病者、重大疾病者

5. 任何婦科症狀或疾病的女性

6. 任何皮膚症狀／反覆未癒的皮膚問題

7. 對身體切斷感知、無法正常連結身體

8. 在身心覺察的過程中發生劇烈好轉反應

9. 有嚴重失眠問題、焦慮症、恐慌症

10. 身體代謝異常、血液循環不良、肥胖、水腫

11. 曾大量服用中西藥物

12. 曾長期使用類固醇、標靶治療、安眠藥、百憂解

13. 使用過化學有害物質的用品

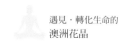
Moor 使用注意事項

1. **Moor** 其特有的毒性螯合作用能吸附深層毒素，使用完若有任一處發生 **Moor** 的殘留（怎麼洗都洗不掉），代表該部位的毒素特別淤塞，才與 **Moor** 的毒性螯合作用產生了較強的吸附力（此原理跟身體花晶卡顏色是同一道理）。這時不用執著洗淨，就讓 **Moor** 自然地附著在皮膚上，透過毛細孔持續作用清理循環。

2. **Moor** 是原礦進口的萬年沼澤泥，非經人工添加與後續稀釋，具有天然酵素母體，會持續自體增生，有時會有自動生水的現象，那等同是萬年發酵的排毒液，請不必擔心，也切勿倒掉。

3. **Moor** 是天然萬年沼澤泥，母體酵素強烈時，氣味會稍重，這也是天然酵素母體在自體增生的狀態，並非過期或異常，請不必擔心，也切勿倒掉

4. **Moor** 獨特的排毒性，能快速啟動皮膚代謝系統，打開毛孔排毒的通道，因此使用完 Moor，不可用任何非天然（含化學物）的沐浴品及護膚品，也請避免身體直接吹到冷氣與寒風。

使用 **Moor** 最好的方法，就是搓浴或泡浴。

※ 搓浴方式：全身沖水後，在全身塗滿 **Moor** 至看不見膚色的程度，以溫柔的力道搓洗全身至少 3-5 分鐘，最久時間無上限。請注意全程保持身體濕潤，適時打濕補水，避免乾搓造成肌膚不適。

※ 泡浴方式：若家中有浴缸，搓浴完畢不必沖洗便可直接泡浴，讓 **Moor** 的排毒代謝效果更加徹底。

※ 請每周至少使用一到兩次，也可取代沐浴用品天天使用，效果最佳。

※ 注意事項：**Moor** 可啟動皮膚代謝的排毒通道，讓體內毒素可被排出。也因皮膚是最大的進出口器官，當皮膚通道打開，內部的垃圾出得去，外在的物質也易入侵，環境賀爾蒙的生活毒素正是以「皮經毒」的方式進入體內，干擾腺體，形成各種身體問題。所以使用 Moor 的一周內，請勿使用非天然、成分不明的沐浴品或身體保養品。建議使用富含的**光子玫瑰純淨露**洗頭、洗臉、洗澡，能保護被 **Moor** 打開的皮膚系統，不再受到外來毒素二度入侵，同時能讓後續使用的所有花晶能量更深層穿透。

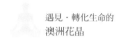
能量循環的磁力

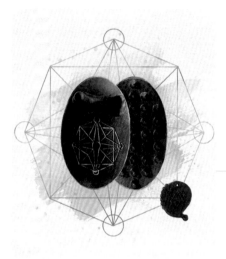

蓋婭能量陶板
Ceramic Energy Piece

主成分
大地礦石、負離子、水晶微粒、礦物質、
微量元素、磁石

　　蓋婭能量陶板由遠紅外線陶土、磁石、水晶微粒、數十種礦物質與微量元素淬鍊而來。以大量的大地礦石元素，共振波動體內的分子。讓能量波動和身體的水分血液產生共振，瞬間促進血流循環，提升血中含氧量，強化代謝，排除乳酸、滯留水分的堆積，減輕體內毒素與累積的氣結疼痛，催化調理細胞的生化運作及代謝。

　　能量陶板搭配光子花鑰霜，能作用於人體經絡、穴位、肌肉關節，調節生理架構、氣脈、末梢神經、微循環，達到精氣神的整體作用，加速能量信息交換和轉換，影響人體的氣脈、乙太體、神經、循環、

代謝、內分泌、鎮痛，達到整體的生理系統平衡及情緒壓力調整。幫助疏通循環活力、增強結締組織彈性，釋放累積在肌肉、關節組織中的酸性毒素，紓解記憶在身心中的壓力情緒，疏通緊繃僵硬的肌肉，調理身體架構，讓身心平衡。其能量波也可淨化體外、體內易受干擾的氣場，配戴於身上可形成無形能量保護網，強化身體能量。

　　神經系統作用：能量陶板加速神經傳導功能，立即引發氣的共振，加速啟動用體內末梢神經與其它系統生化的作用力。

　　循環系統作用：能量陶板的分子振動能化開鬱積體內的淤塞，增強血液循環，提供身體供氧量，改善氣血功能，對人體的體溫、脈搏、血壓產生調節作用。

　　淋巴系統作用：能量陶板可啟動淋巴循環動力，幫助淨化淋巴結周邊組織的阻塞，尤其加強鎖骨淋巴（頭頸部位），腋下淋巴（肩、臂、乳房、胸背部），鼠蹊淋巴（下肢、下腹、下背、腰部），腹腔淋巴（臟腑）。

　　消化系統作用：能量陶板透過經絡氣脈的傳導反射作用，可刺激胃腸，使平滑肌的張力彈力和收縮力增強，增加胃腸的蠕動和消化液的分泌，加強消化系統的功能。

　　肌肉關節系統作用：能量陶板可舒解肌肉、肌腱、筋膜、關節囊、韌帶等軟組織累積的撞擊、扭傷、勞累損傷，對軟組織損傷的運動系統具有獨特的作用力：

1. 改善肌肉組織的修護、代謝

2. 鬆解粘連、緩解除肌肉痙攣

3. 促進炎症介質的淨化代謝

4. 加速腫脹的排除

能量陶板的使用方法

依序在各身體部位使用身體花晶→光子花鑰霜／光子寶寶霜→高頻能量彩油，再將能量陶板的顆粒面以適當力道輕刷全身的身體部位。

療癒煉金坊學院是首位被澳洲花晶創辦人授權培訓師資並核發證書的澳洲花晶能量轉化療癒師——國際培訓教學單位。現今坊間所有提及身心覺察與澳洲花晶的教學課程，都是出自本學院早期的舊式教學內容。

療癒煉金坊學院的教學核心是「身心覺察為主，能量工具為輔」：唯有正知正見的覺察心法，方能正確的使用能量功法，協助自己進入真正的療癒轉化，親自見證生命不可思議的無限可能。

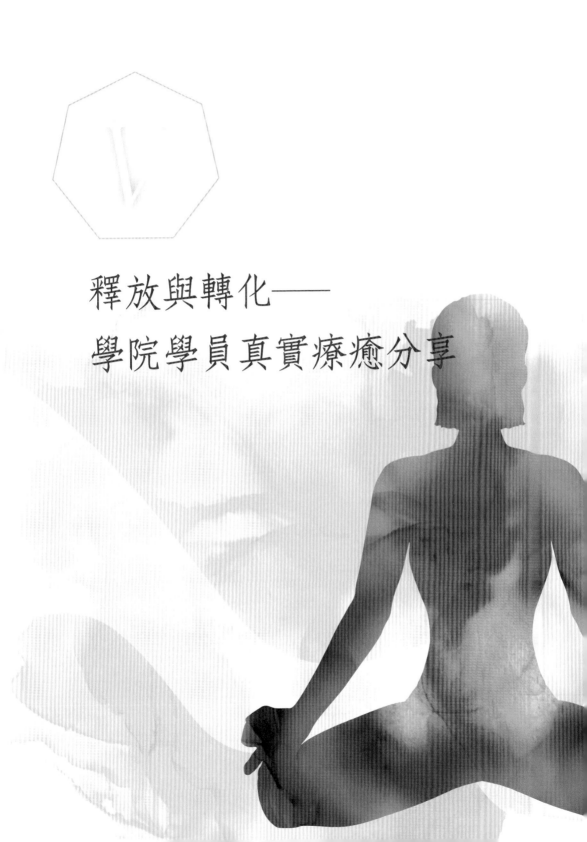

釋放與轉化——
學院學員真實療癒分享

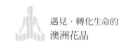
療癒煉金坊學員分享一

釋放父系祖輩印記，療癒家族命運

　　晚上做身體覺察時，塗抹 2、4、7 號花晶 + 兒童心靈在 2、4、7 脈輪，抹時每個對應到的部位手臂都起雞皮疙瘩，抹完後感受到身體強烈震動，震到我明顯感覺臉皮都在抖動。突然畫面一變，一個拳頭打在背上，是當年父親家暴我媽時重捶她的背部，母親痛的瞬間，身軀是無法直立的。

　　我感受到這是父親對他母親（阿嬤），在他兒時未能背負好母親的責任拋下他的憤怒，他想重擊的是阿嬤，要阿嬤彎下腰來承擔責任的意象。這個家暴畫面在當時震懾到我，目睹這一切時我依稀記得我的心也被重擊，立即對父親產生極大的恨意：他怎能如此對待我的母親！

　　畫面再度回到母親那彎下來的腰與背，感受到她對如此虐心的生命是憤恨卻又屈服的。我連結那個屈服，口中突然開始不由自主反覆地說：生活好苦。我知道這個話不是出自於我本身，而是母系祖輩。說好苦一陣子後，接著看到母系家族的人在拔河，繩子跟人的背後全是黑的，好像跟暗黑的生命在拔河，人人面目猙獰，繩子則是粗硬、暗灰而緊繃，這條繩子象徵著家族內在小孩吶喊悲催的信念能量。

　　我問：「你們在跟生命的什麼拔河呢？」

　　接著畫面看到姨丈、繼姨丈、嫂嫂等，他們有所謂的殘缺（斷節手指／跛腳／出身酒家／經濟拮据），而家族信念的埋怨是「為什麼我只能有這樣的選擇？為什麼我只能選擇到這樣的另一半？」

　　畫面再切換到古代著旗袍馬褂的時代。場景是一個算富貴人家的大三合院，看到某位祖輩跪在一個仕官面前（對應母親被家暴無法直立身軀），仕官將一個書令甩到他面前，書令上一個大字「封」。我感覺到背景故事是祖父經商失敗破產，家裡要被查封了。他跪地痛哭求饒，但是仍然無法挽回局面，他內心悲痛自責，具有強烈的失敗感／不被支持／覺得他無法讓子孫過好日子了／罪咎感。此時我感到我腳開始麻了，畫面則顯現祖父開始背著家當走在傍著河岸的荒野上，祖母則與他爭吵。祖父內心被上述這些悲痛淹沒，於是趁祖母不注意時直接往河裡走去，水深及他的脖子，他不再痛哭，水很平靜，不起一絲波瀾，彷彿所有創傷都被凍結，直接切斷感受。

　　我突然從第一視角出現在岸邊叫了聲「阿公」，他回頭看到我便衝上岸抱著我，開始哭。他邊哭邊道歉說對不起！他讓我們過得辛苦，因為他沒能守住家（家族財富），他知道他自己很沒用、很失敗、都是他的錯！

　　我說：「阿公，你辛苦了，你已經很厲害了，你不需要怎樣地成功，你在我心裡就已經很厲害了！你真的很帥！我們很愛你！非常愛你！我們以你為榮！阿公，你得先放掉『是因為你所以我們後代才這麼辛苦的信念』，你放掉了我們才不辛苦才自由了呀！我們有創造力，我

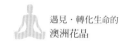
們可以創造自己想要的豐盛，我們也不用辛苦就可以有想要的生活喔！你已經很棒很好了，你是很厲害的阿公！」

他的紫色面孔漸漸消失，慢慢看到正常的他，而且好清晰！他對著我笑，親了下我額頭擁抱我，答應我他要放掉。我看到我們站在那個三合院家門前，他切斷他與那個家的負能量束，他再一一切斷從他身體裡延伸出去的辛苦／挫敗感／罪咎感的能量束，他每切斷一條，我就大嘔一番。

他切完後，我看到剛剛家族拔河的畫面，變成了金黃色的背景，大家放開了那條能量繩子，繩子變成金黃色，而且自由地飄動，大家笑得很自在開心，氣氛瀰漫著豐盛感。我謝謝阿公，謝謝外公、外婆家族的親戚，謝謝爸媽，然後回到我的所在。

這整個覺察的過程中，除了透過大哭、眼淚來釋放家族內在小孩的悲傷以外，還瘋狂地空嘔，幾乎要把我的胃給吐出來了。

我感覺這次的覺察是挖出埋在我自己身體裡面完全不自知的匱乏感，不敢擁有豐盛的信念；可能這些信念不是太表層，所以平常沒發現，但我知道這信念是透過祖輩的遺傳來的。

雖然從來沒去過那個三合院也沒見過那位祖輩，但一切是如此真實。他下水那幕，我也連結到我母親怕水，不去海邊，兒時帶我們去游泳池也都只帶我們去游漂漂河，說去深水區很危險，特別是那種淹到脖子的，她就會覺得很可怕。至今我怎麼學都學不會游泳，唯一只會仰式。我想今天的覺察也可以解釋為什麼會有這樣的情況。

療癒煉金坊學員分享二

修護深層創傷，化解伴侶關係模式

　　當我把1號花晶及心靈修護抹在小腿時，連結到國中時期的我，當時有個男同學很喜歡摸我腿，他位子坐我旁邊都要摸我的小腿，說因為我腿細白皮膚好摸，如果我敢拒絕他就會生氣弄我，所以我得閉嘴讓他摸，其他同學也不敢吭聲。當時長期缺乏父愛，母親在家中也是不被父親允許發聲的，我如法炮製了母親允許不被善待又慣性隱忍的模式！甚至當時父親總是家暴母親，而我也不敢出言捍衛（此時左腳起了紅疹，釋放身體的憤怒）。

　　當我將4號花晶＋兒童心靈＋情緒修護抹心輪時，我連結到了大學初戀時的恐怖情人。當時因為母親的處女情結而不敢與對方發生性關係，對方經常報復，有時甚至在大庭廣眾下趁人不注意直接摸我下體一把，我瞪他時他還說：「還好吧，我又沒有侵犯你，你處女膜沒破啊！」而我居然也不敢吭聲，我害怕別人怎麼看我跟他在大庭廣眾下爭吵這件事，我害怕別人的眼光，我更害怕他暴怒發瘋要以死相逼，我隱忍，我裝沒事。我以拋棄自我價值來符合拿到母愛的資格，內在害怕已經沒了父愛，連母愛都失去，於是複製了父母的互傷模式：言語肢體暴力＋閉嘴隱忍。

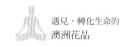

過去母親總是告訴我，表達對自己沒好處，惹爸爸不開心我們就什麼都沒有了，所以要懂得閉嘴，什麼都不要說。因此，我在初戀就遇上了最極端的恐怖情人，再怎麼不被人道對待只要閉嘴就能活下來。當年的我就像個失語者，完全不知道什麼是為自己發聲，只能不斷忍，因為這個是母親教我的！

當時的我每天回家哭好幾小時，瘦到 44 公斤，如實的皮包骨，頭髮狂掉，眼睛經常一片黑看不到東西，每天頭痛欲裂，鼻炎過敏嚴重，臉部狂冒痘，咳嗽咳到幾乎快肺炎，腳軟骨慣性發炎。去醫院檢查，腦波數據都不正常，但照了核磁共振卻檢查不出哪裡有異常，因為脊椎正常沒有壓迫神經。那時我 1234567 脈輪全失衡。甚至在我狠下心分手逃離時，母親打電話給對方，原意是要警告他別再來找我，結果對方一兇說「我要跟她講話，把電話給她」，我母親居然還把電話給我說：「他要跟你說話。」

小時候的我敢對抗父親保護母親，但卻在自己的生活裡喪失了陽性能量，複製了母親用陰性能量來求生存的模式。

我覺察為什麼我會這樣？因為我太想要男性的愛跟注目了！因為我沒有父愛，我渴望父愛，我希望爸爸看見我。所以我吸引到男性這樣看見我還跟著我，但是用這麼下流的方式，就像我眼裡的爸爸是如此下流，因為他背叛我們！然後再複製我對待父親的模式「看不起＋怒吼＋挑釁＋戰」去處理那些人。原來這只是場輪迴，用陌生人來輪迴我對父親的創傷，用親密關係來輪迴我母親的創傷。

我才真正體悟到，要別人怎麼樣對待自己，完全從自己開始，外面真的沒有別人。當我尊重自己時，別人也必須尊重我。謝謝身體這次帶領我的覺察，讓我整合、釋放了過去沉積已久的創傷，再度拼湊回了自己。

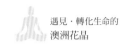

療癒煉金坊學員分享三

刻意使用潛意識抗拒的花晶，破除創傷凍結

　　我從未排斥任何一支花晶的味道，但基因淨化卻讓我非常討厭！老師說愈討厭的氣味，是我們愈需要的。我深入連結這個味道，發現它跟我爸爸噴的香水味是同個味道！所以我討厭的，其實是爸爸。

　　我內在極度畏懼再打開使用，馬上眼淚不停地落下，崩潰地大哭。將花晶抹在身體上時，不小心用手摸到了鼻子，我立刻把自己覺得：「怎麼這麼討厭！」我厭惡充滿父親味道的手，進而延伸到「我恨我身上流著他的血液、血脈、基因，我恨我怎麼是父親的一部分，我覺得很羞恥，我不想承認我是他的女兒！」接著繼續邊抹邊討厭著我的手、我的基因。

　　為什麼我這麼討厭這個味道？因為父親每次出門前都要狂噴很多芳香劑，母親就會偷偷跟我們說：「你看！他又在噴，噴這麼香不知道是想去哪招蜂引蝶，勾引誰！」我潛意識已經植入了父親每次弄得這麼香，就是想跟小三見面、背叛母親、丟下我們等等。這也讓我延伸到「為什麼我長期對香味過敏？」我只要聞到別人的髮香、香水味、芳香劑，甚至經過百貨公司的香氛樓層，就會一瞬間一個流衝向鼻子深處，然後打個噴嚏，開始我整天的鼻子過敏、狂鼻塞、流鼻水、打噴嚏的一天。以前以為我只是對化學香精過敏，但公司有室內薰香、

香氛產品，是天然精油，我仍過敏！甚至之前辦展覽，30 幾瓶香氛擺在一起，我去展會前都要先吃鼻炎膠囊才能存活下來，但展會後得整整躺 3 天無法離開床，瘋狂地流鼻水、鼻塞跟頭痛。

透過基因淨化花晶的覺察，發現我的鼻子過敏與香味過敏，並非我天生就過敏，而是我內在本身就過敏。鼻子過敏如實體現了「我內在的傷痛以及還沒流完／沒能流出的眼淚」。小時候的我是如此害怕父親出了門就不要我們了（被拋棄感），我如此害怕他又去外面認識新的女人，如此害怕母親因為父親而總是情緒憂鬱失控（所以不得不扛起父母的責任，去成為一個負責任的孩子）。對香味的抗拒，只是對「父親外遇行為＋母親恐懼行為」的抗拒，香味本身沒有問題。

當我聞到整個手掌都是基因淨化的父親味道而厭惡：雙手＝自我接納的能力，我無法接納我自己是屬於爸爸的一部分＝我無法接納自己＝爸爸無法接納自己；我是父親的內在小孩，父親也是我的內在小孩。我經歷了許多身體釋放，如瘋狂乾嘔、爆哭，但在允許自己如實地釋放、陪伴自己之後，對父親已不再如此厭惡！對基因淨化的味道也不再覺得濃烈，而是覺得它趨於淡香──因為過去那些創傷凍結已經被釋放了。

很神奇的是，我現在聞到別人的髮香跟香水也不會再鼻子癢／過敏了！果然愈不喜歡或冷感的顏色及氣味的花晶，愈需加強使用，真的會震盪出我們抗拒已久卻最需突破的內在議題。我內在對父親的觀感，也從濃轉淡，如出一轍。很感謝采榛老師，感恩。

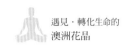
刻意使用喜歡的花晶，覺察潛藏的信念模式

　　有同學分享，她在所有花晶中唯獨對「基因淨化」感覺排斥，我卻是在所有花晶裡最喜歡它的味道，覺得非常好聞，而且在意識當中，我覺得我非常需要它。初次使用時，我除了覺得喜歡／很需要以外，沒有太大的情緒感受。但用沒兩天，我原本表面無疤痕的右腳踝骨頭，及腳背外側，即莫名浮出暗沉紋路印記。現在我更能憑藉著身體訊息，去拆解潛意識脈絡，於是我以此作為內在加強覺察及能量交換的方向：右腳＝原生家庭／生存恐懼／陽性能量／父親／行動力。

　　我父親是很傳統的台灣男人，我是長女，是他唯一的女兒，他對我甚好，但他花名在外，很少回家，做任何事都是以他自己的利益作為優先考慮。我們身為正宮子女，他說拋下就拋下，認為有錢給我們生活就好。這裡面夾雜了多少母親的心酸／委屈／憤怒？小小孩的我自然能夠承接感受到，無形中在往後的人生也不斷莫名地複製貼上相似劇情。

　　我除了原有的脈輪花晶，基因淨化花晶也用在全身，2號花晶再加強在1、2、4脈輪。昨夜傷痛流動，我再次理解到「父親」：他的父親也不在身邊，奶奶對他再好，再喜歡他，也因為生活，孩子多，時

常需要在外奔波，他一直是處於一種「寄人籬下」的感受處境，感受不到愛，只有深深的被遺棄感！

我跟父親在強烈的生存恐懼之下（1脈輪）一切只能靠自己，切斷了與「神」＝母親的連結（2脈輪）（過去一直對奶奶態度很差），不願對這個世界臣服（5脈輪），只相信自己是自己生命中的神（權威）。等不到生命源頭的愛，不想／害怕再受傷了，於是我先一步地斷開／推開。

這個信念發生在我的伴侶、親子，各個層面，我透過覺察看懂了父親，也看懂了自己。讚嘆身體花晶的作用力，穿越釋放自身及祖輩潛藏之信念模式，意識些許的知曉，加上情緒的流動，身體能量的釋放，無形中點滴穿石，自然改變信念重新散發頻率。覺察至此，原本浮出的身體烙印即有了明顯的淡化，它的顯現讓我感到很奇妙，我當時有做紀錄照片與大家分享。身體果然一直默默地在替我們承接所有感受。謝謝采榛老師及各位療癒師夥伴！讓我們能夠不再受無名驅使，能夠為生命重新做出不同的選擇。

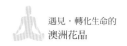
療癒煉金坊學員分享五

轉化會在允許和接納後自然地發生

　　星期一早上，我先生突然坐骨神經嚴重地疼痛，影響到他的日常作息，走路，坐著，睡覺都超級疼痛，甚至無法挺直地站立，但還是堅持在家工作。晚上孩子都睡了，我用 1 號花晶和氣結釋放花晶，大量地灑在他的 1、2、3、4 脈輪，每一處都會用我的雙手掌心放敷著到發熱，最後用我的雙手掌心敷著他的腳底板。

　　一開始我被混亂的思緒干擾著（害怕＋擔憂），我一碰到他就只有心痛地哭泣，看著他疼痛的樣子我又無法幫助他時，內心更多的無奈和無助又浮現出來（對應到過往因無法幫助到父母的自己，一直存在的自責和批判）。一邊氣他因為痛而不時發的脾氣，一邊自責自己的無能為力（活出我母親的樣子）。

　　我開始回到自己的內心對話：我在害怕什麼？我害怕一直愛我關心我的他，無法再正常地生活和走動，害怕未來的自己要承擔一切的責任，連結往生的家公，害怕先生會像他父親一樣倒在床上。我又害怕什麼？我帶著想成為他的拯救者的心態出發，害怕無法幫助到他，我就是很不稱職的太太（內在小孩的卡點：自責和無能為力——過去的自己）。

　　在我先生出事前一個星期，我不知怎麼地，連續每一天都敷 Moor 泥（之前是一星期兩次到三次），每一天都敷花晶：氣結釋放＋脈輪花晶一到七脈輪都敷，特別喜歡用眉心輪和靈性修護敷著雙眼和雙耳和灑頭頂，然後請求生命讓我看見和聽見最真實的自己，因為我深信我一直學習是想成為更真實的自己，而不是更完美的自己。

　　以上讓我看見了過去現在和未來是同時存在的。我邊用花晶碰著先生的腳，慢慢進入到一個空間裡，我請求內在的生命（神性／大我）帶領我引導我，此刻我放下成為拯救者的自己，因為沒有誰真的需要去拯救誰。我再放下不夠好的自己，我只是單純地給出我所能給的，先生是否會好起來都不是重點了。

　　我的雙手慢慢感受到他的脈搏有力地跳動，這時我還在那很安靜的空間裡，大量的花晶在他的腳底板，我想用我雙手的溫度感受他的雙腳的氣脈血脈流動，所以手和腳都是一直連結著的。在我很專注地放空自己和交託生命時，我感受到我和他是合一的，是一體的，這體驗很奧妙（當時有點驚訝）！然後在那合成一體的時候，我「看見」他的靈魂突然從他身上「浮起」，我問「他」發生了什麼事，「他」告訴我他很累，太累了，這身體太沉重了，我告訴「他」會沒事的，然後就看見他的靈魂躺回到他身上。

　　當下我只是我，我的出發點是給出，放下了好與不好，放下了該與不該，也讓我更深一層地看見對先生的那一份愛，一份純然的愛由內而生，從內心最深處浮現出來，這一份愛很單純很純淨很美好，我

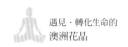
第一次感受到這一份純然的「無條件的愛」的能量，太不可思議了。

　　慢慢地從那空間回到當下，也把他帶領回來後，他告訴我他有感覺到脈博在大力地跳動，我問他身體怎樣，他說身體告訴他，他很累很沉重很想休息，完全吻合剛才我所體驗的，事後我才告訴他我剛才所體驗到的一切，他很鎮定地說是呀，他也是如此地體驗。這體驗太真實了，靈魂離開又重回身體的發生，讓我感覺到生命如此地美麗和奧妙，也同時讚歎身體的不可思議。一晚灑了半瓶的氣結釋放花晶和 1 號花晶，效果果然不同凡響。

　　想起老師曾說過的：轉化就在我允許和接納後自然地發生。沒想到我報名上采榛老師的課，改變了我自己的情緒，也改變了我和孩子及整個家庭的關係！

療癒煉金坊學員分享六

臣服接納自己，真正的自由才能發生

　　墨泥的神奇之處，在於使用時跟身體連結的品質。

　　因為自身當下使用墨泥時的頻率將取決於能夠轉化皮膚積累已久的抗拒以及身體印記多深，將會是成正比的，人類獨一無二的想像力是最強大的輔助工具，在這邊希望將自己使用墨泥全程將近兩個月的心得分享給大家，希望大家能將此神聖的產品發揮到最大化，墨泥將可以為身體連結帶來不可思議的療癒以及生命的轉化。

　　常常感受到使用墨泥跟泡海鹽澡前內在會有一個強烈的抗拒感，因為內在深深知道與其當商品使用，墨泥就如同采榛老師所說的只是一個「神奇的商品」，並無法全然發揮其真正強大的穿透性以及轉化的能量，必須要透過雙手的觸碰加上連結內在的感知力才能發揮其真正的效果，但往往大腦都會自動毫無邏輯地投射一股強烈的抗拒感，於是發現抗拒的並不是墨泥跟海鹽本身，而是因為墨泥跟海鹽在潛意識底層對應的是「純粹的能量」，這純粹的程度就像是：「不管是善良的人、十惡不赦的壞人、只是把我當成商品利用來清除自身毒素使用的人，我皆為妳們服務以及奉獻。」

　　而當我們不認同我們的物質身體也是如此純粹跟神聖時，便產生

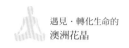

了「抗拒」。

　　那個認為自己是犧牲者、受害者的自己，認為自己不顧一切為了成為父母跟社會所要的樣子，但還是不被愛，還是被否定跟拒絕而感到罪惡跟羞愧的自己，這些情緒感受都深植在我們的物質身體當中，當我從中體悟到，我的「身體」也像墨泥以及海鹽一樣純粹地為我付出、為我所用，不管今天我抗拒了多少的罪惡感、羞愧感、罪疚感、無力感跟死亡恐懼，身體便用那最純粹的意識，無條件地承接我所有抗拒的情緒，甚至不惜奉獻身體本身健康的結構，活生生地活出我潛意識信念所要的樣子。

　　這時候我感受到身體對我「無條件的奉獻」以及「最純粹的愛」就像墨泥跟海鹽一樣，純粹到可以將自身能量融入進任何需要它們的人事物身上，在它們奉獻的「這個瞬間」，意義跟價值便已經存在，就像我們每個人的身體當初最純粹的本質一樣，「奉獻的瞬間」已經代表了我們純粹本質的無價以及圓滿具足。

　　於是這個「我」，便全然臣服跟消融進物質身體當中，也允許一直以來成為犧牲者卻不被愛不被認可的自己。

　　當我從墨泥以及身體純粹的奉獻，只為了為「我」所用並且成為「我」要的樣子時，這個原本以為不被愛並且感覺被世界切割分離的「我」，此時此刻消融進物質身體純粹的能量當中，這個「我」因為感受到身體純粹的能量，於是消融進純粹裡面，最後這個「我」，成為了純粹本身。

　　這過程療癒了過往的每個自己，也會自然允許過往每個抗拒的感受流經身體，當內在的允許發生，真正的自由才能發生，也才能讓墨泥的能量進入身體轉化並且用心連結這所有的過程。

更多學院專屬的澳洲花晶療癒真實分享，請上學院官網點入「學員分享」。

　　療癒煉金坊學院是首位被澳洲花晶創辦人授權培訓師資並核發證書的澳洲花晶能量轉化療癒師——**國際培訓教學單位**。現今坊間所有提及身心覺察與澳洲花晶的教學課程，都是出自本學院早期的舊式教學內容。

　　療癒煉金坊學院的教學核心是「身心覺察為主，能量工具為輔」：唯有正知正見的覺察心法，方能正確的使用能量功法，協助自己進入真正的療癒轉化，親自見證生命不可思議的無限可能。

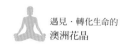
附錄一

療癒煉金坊學院獨有教學：
澳洲花晶常見問題與釋疑

Q1：澳洲花晶的顏色非常鮮豔，都是純天然的嗎？

采榛老師：所有澳洲花晶都是純天然成分，身體花晶的顏色都是萃取自植物花朵的純植物色素，對人體完全無害，沾染衣物可清洗（特殊材質除外，如羊毛或醫療布）。

Q2：為何天然的植物顏色，可以如此鮮豔濃郁？

采榛老師：正是天然的植物顏色才可如此鮮豔奪目。早期沒有化學顏料，所有布染、繪畫創作、建築釉料等皆是萃取植物性色素；不少古蹟、古物傳承至今，仍然保有當年的色彩。所以每一支身體花晶都是純天然的植物顏色，因為也只有「天然、無毒、有機」才能做到「第一道療癒：視覺療癒」之效！

Q3：在使用身體花晶的時候，有時某些顏色會殘留在某些身體部位，是為什麼呢？

采榛老師：這和花晶的顏色無關！是該部位所對應的脈輪能量較弱，

身體會自動吸取自己最缺乏，也最需要的能量（每種色彩都有相應的療癒能量，就如脈輪色波）。例如當你近期在情緒上有不自覺的壓抑與失調，在使用亮橘色的「情緒修護」時會較易發生顏色殘留的情形。然而同為橘色系，顏色更深，理應更易殘留的「2號花晶」卻不見得會有這樣的情形；代表「顏色殘留／吃色」不是花晶的顏色導致，而是身體會自動吸取與它當前印記最相符的色彩能量！

　　當你的身心能量正在釋放較深層的祖輩印記時，在使用已經淡極至清透的淺綠色的「基因淨化」花晶時，手掌或所使用的身體區域也很可能會有顏色殘留的情形。即便使用其他更深顏色的花晶（例如墨綠色的「氣結釋放」、暗紫色的「靈性修護」）也不會發生顏色殘留！這往往會在祖輩印記消融的過程中持續發生，直到釋放過程完結，「吃色」的情形也會自然結束。

補充建議：

　　加強使用發生「吃色」的身體花晶，可以同個部位疊加使用同色系的花晶，或連續使用同一支花晶 3-5 次（甚至更多／可不限次數）。這是利用大量補充頻率相應的花晶能量，加速深化身體正在經歷的療癒釋放。

　　通常身體將某種缺乏的色彩能量補足後，會產生相應的療癒清理、深層釋放，這往往帶來非常明顯的內外轉化！這時身體對同種花晶就不會再發生「顏色殘留／吃色」的情形。

　　在大量補充與身體印記相符的色彩花晶時，請一定要利用該花晶主題進行身心覺察！

　　例如當你在使用「6號花晶」時發生吃色，在加強同色花晶的補充時，務必要有意識地覺察自己第六脈輪的課題：面對內在真相的能力被自

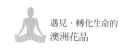

我傲慢所遮掩，對權威有著執著或不服，對靈性盲目（抗拒無感／執迷追尋）……等。

Q4：為什麼自己對某些身體花晶的氣味，一直感到排斥、噁心，甚至覺得臭？

采榛老師：每一支身體花晶的氣味都是天然的植物香氛，都有針對的潛意識課題；不同花晶的氣味，更是透過嗅覺直入潛意識，直接震盪對應的印記（原因前面已詳述）。

當我們的創傷印記凍結得愈深厚，所對應到的花晶頻率就會震盪得愈激烈；高頻能量（花晶氣味）針對低頻能量（創傷印記）的釋放，會在嗅覺上就會產生「不適、反感、噁心、惡臭」等「好轉反應」。其程度視創傷凍結的厚重度而定。

例如有人「非常害怕展現自己、因自卑而太過渴望被人看見、情緒消化嚴重失衡、腎上腺素失調（戰／逃）、自卑自大兩極擺盪、不敢觸碰金錢議題／財富匱乏」，這時聞到針對第 3 脈輪的「3 號花晶」或「財運之星」的氣味，就有可能是「莫名排斥／感到噁心頭暈」或「根本聞不到香味／只聞到白蘭地的味道」，甚至直接是「聞到惡臭」。

補充建議：

一旦發生這種狀況，我們會建議，加強使用自己「最不喜歡的氣味」的身體花晶，因為背後都有對應的「潛意識機制」。不喜歡某種花晶氣味，是反映出潛意識的自我保護機制，那些「被自己莫名排斥的氣味」，往往就是碰撞到我們當下最需要釋放的凍結，也是最能震盪出潛意識深層意識的氣

味頻率。

　　務必在加強自己感到抗拒的氣味的身體花晶時，同步利用該花晶主題來作身心覺察。例如聞到「４號花晶」的氣味感到排斥、噁心，只聞到白蘭地的味道，甚至感到惡臭時，除了要加強第４脈輪心肺與乳房的身心覺察，更要針對「女性價值的貶低、對陰性能量嚴重切割、深層的自我羞愧／批判／罪疚感、總是犧牲妥協／不敢接受他人的付出」作深度的自我覺察。

　　加強使用「不喜歡、排斥的，甚至有臭味」的身體花晶，可以同個部位疊加使用同色系的花晶，或連續使用同一支花晶 3-5 次（甚至更多／可不限次數）。這是利用大量補充與潛意識凍結最相應的花晶能量，加速釋放內在深處的創傷印記。通常我們在釋放潛意識訊息的過程中，嗅覺也會同步變化；會從「抗拒、排斥、不喜歡、惡臭」逐漸變化到「可接受、不難聞、可以喜歡，到終於聞到自然芳香」。這反映出身體正在歷經療癒清理，進入深層釋放的過程，往往會隨著對花晶嗅覺的改變、同步帶來非常明顯的內外轉化！

Q5：既然身體花晶是純天然成分，那麼我能否直接喝身體花晶？

　　學院療癒師靜雯：所有身體花晶的成分所產生協同運作的機制，都是最適合透過直接使用在身體皮表，讓精微與渾厚能量對身體印記產生釋放。

　　身體花晶有兩種吸收途徑：1. 經由觸碰皮膚→滲透進入毛孔→血液、淋巴、組織液→到達全身。2. 透過嗅覺→鼻腔→纖毛→嗅覺神經→大腦嗅覺區→邊緣系統（情緒反應）→類扁桃體（喚醒記憶）→大腦前額皮質（產生外在回應）。因此身體花晶的能量成分是針對有形有相的物質肉體，直接使用在身上，能將身體花晶的功效發揮到最大。

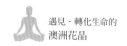
　　某些身體花晶的成分，是不適合透過舌下黏膜組織直接吸收的。例如「身體修護」其中一個成分是「穗花薄荷」，其身心療效具有緩解喉輪的能量阻塞、保護強化個人磁場、血液淨化等功效，但此成分含有高濃度的酮，不能直接口服使用。

　　Q6：既然澳洲花晶標榜有水晶的渾厚能量，比一般花精更適合做身心療癒。那麼使用花晶和直接配戴水晶，兩者有什麼區別呢？

　　采榛老師：水晶的分子結構是實體結晶，主作用在個人身體外圍的氣場共振，其能量分子不能穿透身體，達到實際的印記釋放，僅適用配戴在身上與放置環境中。澳洲花晶則是以液態的水元素分子，裝載各種高頻水晶的渾厚能量頻率，其分子結構可在接觸身體時達到穿透性的滲透，對低頻的身體印記造成震盪、擊破、釋放，以此完成「能量交換」的療癒過程。

　　Q7：利用澳洲花晶做身心覺察時，好轉反應總是很劇烈，要如何區別是身體症狀或好轉反應呢？

　　采榛老師：兩者最好辨識的關鍵點是：症狀疾病，是身體堆積的情緒印記超出肉體負荷所產生的身心訊號；好轉反應，是身體主動清除堆積的情緒印記所產生的身心狀態。

　　症狀疾病是在沒有覺知的情況下的結果，「過程中及過程後都不會有正向的身心改變」。而「好轉反應」必然和「好轉」有關，通常發生好轉反應的身體部位所對應的內在狀態、潛意識信念、舊有的情緒模式也會同步改變，「過程中及過程後都會有明顯正向的身心轉化與外境變化」。

　　當我們「無形無相的情緒印記」不停被累積，最終堆積成為身體中極為厚重的能量印記，便成為了「有形有相的症狀與疾病」。我們的身體就像是一個裝載的容器，當身體這個容器裝滿了情緒印記，就不得不先流瀉而出，於是形成了各種症狀與疾病；而身心覺察帶來的好轉反應，是我們與身體產生連結，讓凍結的情緒印記回歸流動釋放的過程。

　　好轉反應一定跟好轉有關，身體不會讓我們白白受苦（只有頭腦會），所以在進行身心覺察後，務必關注自己過程中的身心反應，以及隨之而來的內外變化，這將對我們自我覺察的鍛鍊、自我療癒的深化非常有幫助。

　　身體本身沒有問題，我們所發生的任何病徵：皆是因為無形無相的情緒感受不停累積，最終堆積成厚重能量，反映在身體各區，使我們得以發現「自己」已發出警訊！若將無意識中所堆積的情緒感受比喻為「垃圾」，我們的物質身體就是「垃圾桶」，「症狀」通常是當垃圾桶已滿溢、流瀉而出的狀態，並沒排出清理，根源也還在。「好轉反應」則是我們透過的身心連結、「主動清理」出「本就存在的垃圾」，並化解「製造垃圾的根源」

　　以上二者最好辨識的點是：前者是在沒有覺知（無明）下產生的單純結果，過程中及過後都不會有正向的身心改變；後者則是身心連結後，所有精微能量體　動，不同好轉反應的部位所代表的內在狀態也將明顯地改變，思言行將在過程中及過後有正向的轉化。亦即，一是單純在無明中被創造的結果（症狀、疾病）；一是伴隨正向的身心變化（包含關係及金錢）。

　　Q8：剛開始使用身體花晶時，反應總是很劇烈，但愈用愈沒有劇烈的反應了，是不是花晶對我失效了？

　　采榛老師：使用身體花晶的過程中，當高頻能量接觸到身體，其療癒

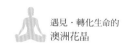

波頻是秒速穿透，直接釋放身體原有印記。因為能量不會同時在高頻又在低頻，就像我們不會同時身在高樓層與低樓層一樣。使用花晶就是以高頻的渾厚能量交換出（釋放）身體的低頻能量，而這個高低能量的轉換過程，往往會產生「震盪效應」，也就會發生「好轉反應」。

好轉反應的程度及時間長短，視身體印記的厚重程度而定。一般而言，愈是低頻的創傷印記，使用花晶時所發生的震盪就愈劇烈，釋放的時間也會較長。所以很多人使用花晶初期，都會有明顯的好轉反應，這是因為初期的印記最厚重，與高頻能量產生的震盪最大，感受才會較明顯，並不代表「更有效」或「這樣才有效」。當持續使用花晶落實覺察，好轉反應會愈來愈少，因為身體印記不再如以往般厚重，震盪效應自然不會那麼劇烈了。

有些人會將此視為「花晶失效」，其實是不小心本末倒置地將「好轉反應」視為「療癒轉化的目的」。事實上，好轉反應只是療癒的過程，我們會在身心覺察的療癒之旅上經歷好轉反應，但絕不會反覆卡在好轉反應，更不應該將好轉反應視為有沒有發生療癒的指標。

有非常多人將特殊感受、靈性體驗、奇幻畫面視為療癒是否有效的標準，這是出自小我不敢面對真相的創傷慣性。小我頭腦的慣性容易將「激烈的身體反應、強烈的情緒釋放、奇幻的故事畫面」視為「有效的療癒指標」。這個指標背後的真實目的不是為求療癒，相反是對創傷的執著，才會本末倒置地「只求強烈感覺的過程，遺忘最終要去的目的地」。這個小我慣性，會使我們不斷在人生中尋尋覓覓，無法駐足於心。

我們總是自我懷疑：是否我做得不對、不夠？是否這個方法沒有用了？也許我該換別的療癒方法（或對象／工作／身分）了。不但在人生各方面如此、在覺察療癒上也是如此。於是有些實踐者在一段時間後，會本末倒置地

在意自己愈來愈少發生大鳴大放的身心釋放過程，忽略觀察自己對身體是否已經更有覺知？意念上是否更不受困過去？更有活在當下的能力，在情緒起伏時能夠作出新的選擇？

覺察療癒的目的不在「釋放的過程」，而在「轉化的發生」，轉化的指標是我們愈來愈能不在過去印記中上演現在的人生及未來的命運，因此無論你的身體反應是屬於強烈的釋放，或是潛意識機制的麻木無感都完全不要緊，你只需持續練習對身體的覺察，不要擔心自己做對做錯，並放下「預期中的療癒感受」，交託身體的智慧帶領你，身體會以超越頭腦預期以外的方式回饋你。

總結：身體能量愈平衡，好轉反應會愈來愈少。當身心凍結的低頻能量被轉換，同步鬆動內在凍結，我們的覺察能力會大幅提升、潛意識就再也不是「不可知的冰山」。而我們仍然需要持續地做、傻傻地做，才會突破一個又一個乍看不特別也不驚人，卻影響非常深遠的慣性模式。

Q9：在使用身體花晶時，都沒有特別的好轉反應，是不是代表對我沒有效果？

學院療癒師于茵：沒有感覺並不表示沒有用，因為在能量的運作上「高頻能量注入，低頻能量必然被釋放」。多數人在還沒和身體產生連結前，對身體的感知切斷已久，身體的能量都是厚重的，所以在使用身體花晶時，未必能察覺到好轉反應的發生。但即使沒有感覺身體有好轉反應，只要保持覺知持續地使用，也能開始感受到外境的變化。持續鍛鍊身心覺察，我們對身體的敏銳度必會提高。以上說明是建立在正確使用花晶（使用頻率、觸碰身體的品質）的前提之下。

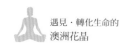
Q10：使用花晶確實有很大改善，但沒用會不會就打回原形？

學院療癒師于茵：真正的轉化不會只因停用能量工具就打回原形，除非那些改變並非基於覺察，而只是仰賴工具，才有可能在沒有能量工具的輔助下，輕易回復舊有模式。所以使用高頻能量的花晶，等於是在改變我們的身體頻率和意識層次，當身體頻率不再厚重，我們的意識層次也會不同。這時花晶所扮演的角色，就是穩定器、加速器，幫助生產轉化的效率與進程。但要將意識層次達到揚昇擴展的程度，只能建立於身心覺察之上，只有透過覺察所發生的療癒，才會幫助我們徹底改變舊有的信念系統，拿回生命（身體）的主導權，重新打造改寫自己的命運劇本。

學院療癒師怡璇：有些學員在接觸澳洲花晶時會擔心自己一輩子都要仰賴這樣的能量工具才有辦法轉化生命，但這仍回歸到自己投射了什麼樣的「信念」到澳洲花晶身上。澳洲花晶可以是非常中性的物品，如像為了保持健康持續在服用的保健食品，為了養顏美容持續做的 SPA 等，一切端看「使用者（我）」如何看待這項能量工具。但在這裡也要提醒讀者，除了看待澳洲花晶是中性的物品外，也需覺察自己是否是「中性地使用澳洲花晶」，也就是不因它是有價商品而抗拒它，也不因它的轉化之效而依賴它。

Q11：購買花晶時，一直感到金錢的壓力、匱乏跟恐懼？

采榛老師：花晶是有金錢價格的商品，很容易成為我們投射金錢恐懼的目標；對有些人而言，花晶的消耗＝金錢的消耗＝觸發金錢恐懼（生存恐懼）。因此有些人在使用花晶時，會被勾發生存的不安全感，裡面包含著「不

信任自己創造豐盛的能力、不配得輕易豐盛的匱乏感」。

　　另外，花晶的作用是協助身心療癒，進而達到生命的轉化，非常容易勾出內在小我「被主宰生死存亡」的「恐懼／不服／叛逆」。所以花晶是很常被投射「匱乏感／生存恐懼」的對象，若能藉此深入觀察自己在使用花晶工具時的起心動念，將會挖出全面性的生命價值觀（深層信念），並進一步將之轉化。

　　學院療癒師婕寧： 花晶是完全中性的，不是它讓我們恐懼匱乏。金錢也是完全中性的，不是它讓我們感受壓力及恐懼。是我們將內在小孩對愛的匱乏、害怕失去、害怕得不到的創傷，投射到對金錢的眼光，然後創造出如實一致的金錢問題。花晶是需金錢購買的，我們也會自然將對金錢的投射轉移到花晶上，然後以為是使用花晶才讓自己感到壓力。一切只是外在兜手。

　　尤其花晶是能幫助覺察療癒的工具，所以我們的內在小孩會對花晶多加一個「權威課題」的投射，把對父母的排斥與批判也投射到花晶上，頭腦就會產生這些質疑「我的療癒一定要靠你（花晶／父母）嗎？」「我不能只靠自己就有高頻能量的轉化嗎？」內在小孩害怕重現信任、再度依靠，卻又失望受挫，變得不服氣、叛逆、只想靠自己，再投射到能協助自我療癒的花晶上。

　　學院療癒師怡璇： 學員們通常較難把澳洲花晶當作一般消耗性物質看待，就像衛生紙、沐浴乳一樣，沒了再買就好，而是會不定期「猶豫是否要購買（買不下手）、要買多少」。然而，澳洲花晶作為一項能量工具，它是中性的，也僅是反映出我們內在真實的狀態：我們是以什麼樣的眼光在看待

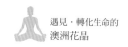
能量工具？我們是以什麼樣的心態在使用能量工具？我是否不相信自己有持續創造金錢的能力？我不相信自己的轉化能輕易地發生？

我的父母（或某一方）是否也充滿著對金錢的匱乏與恐懼？他們提到金錢／賺錢／花錢時，帶給我什麼感受？（對金錢是壓力或輕鬆？花錢是內疚或喜悅？）

我們得以藉此覺察自己，看見自己對金錢的信念，但因所有信念系統皆會烙印在「身體」上，因此若未使用高頻的能量工具交換低頻的身體印記，我們可能仍會停留在「頭腦知道不用害怕錢會用完」，但「身體就是害怕所有能服務我生命的高單價物品」，因為我們深深感到自己的不配得。上述覺察提問能協助我們更進一步了解自己對金錢的信念，從中看見自己與金錢的關係，這時會明白：花晶真的只是投射而已。

附錄二
療癒煉金坊學院——
澳洲花晶身心覺察能量轉化療癒師
【正式培訓課程】

　　療癒煉金坊學院是澳洲花晶創辦人唯一指定培訓澳洲花晶內部療癒師的教學單位；也是首獲可對外公開培訓澳洲花晶療癒師，並核發合格證書的課程機構；獨家開設完整結合「身心覺察療癒心法」與「澳洲花晶能量功法」的澳洲花晶身心覺察轉化生命療癒師【正式培訓課程】。

　　這是一套完整規劃的澳洲花晶身心覺察療癒師培訓課程，我們不只會教授所有澳洲花晶的專業應用，更會在課程之後規劃一系列的「澳洲花晶身心覺察療癒－個案諮詢實戰教學複訓」，其中包含完整六天的專業培訓（兩天主題深度教學＋四天個案諮詢實戰教學），及課後各式主題複訓，志在讓每位學員都能以正知正見的覺察精髓，融匯運用所有澳洲花晶的能量配方。

你會在課程中學到：

　　◎ 以完整的身心覺察與自我療癒的心法，鉅細靡遺地分層拆解所有澳洲花晶的「能量轉化原理／每一支花晶的身心靈主題／各大生命議題的轉化關鍵」。

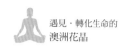
◎ 深入教導如何利用每一支「澳洲身體花晶」所針對的「身心靈對應／身心覺察主題／自我轉化機制」、去破除「七大脈輪的身體印記／個人的創傷烙印／輪迴功課」。

◎ 深入解析如何以「情緒轉化口服花晶」達到「潛意識信念系統、情緒與心智的淨化、內在陰陽能量的整合」。

◎ 深入傳授如何以「靈性高頻口服花晶」開展「靈性能量、使意識超越人性／物質／創傷故事的頻率、並得以連結靈性之境的智慧引領、再腳踏實地的顯化成為生命實相」。

◎ 每天針對「每位花療師學員的身心狀況、家人親友，及原有個案的身心問題」進行全面的個案式分析，教導針對不同身心疾病／重大症狀的花晶運用。

完成所有培訓課程並通過導師考核的學員夥伴，將獲頒「澳洲花晶身心覺察能量轉化療癒師」證書，有能力以深厚的覺察底蘊，結合最專業的澳洲花晶應用經驗，為自己及別人進行「全方位身心覺察花晶療癒諮詢個案」，成為自己與他人最專業的「澳洲花晶身心覺察能量轉化療癒師」。

請注意，本課程僅開放給已完成全方位身心覺察轉化生命療癒師【線上深度培訓課程】的學員夥伴報名參加。

我們的理念：

身為專業的教育單位，我們比誰都知道「以產品為主」的教學課程，實際收益是遠遠超過學費收益的。**這也是為何幾乎所有坊間的澳洲花晶教學課程、澳洲花晶教學老師、澳洲花晶療癒師都是著重花晶的知識應用、推廣**

銷售。即便有些單位會提及身心覺察或自我療癒，但是不難發現行銷花晶才是其主要目的。

　　然而，若是先以身心覺察自我療癒的名義招攬個案或學生，進入課程才被發現是以產品銷售為主要目的，那就容易讓人們在接觸能量工具時，無法在覺察與工具之間有正確認知，本末倒置地讓產品取代了自我負責的力量，喪失無限轉化的可能性。當你對自己的身體沒有深入覺察的能力，使用再多的能量工具，都不可能自動使心靈療癒、使命運改變、使意識揚昇。

　　澳洲花晶的能量效用是能真實協助我們的生命轉化、提升內在心靈的清明、揚升轉換意識層次。然而澳洲花晶畢竟只是副體，真正的主體是自我覺察，必不可忽略身體覺察，才能利用任何工具協助自己達到無限轉化。

　　所以**療癒煉金坊學院**唯一對外招生的課程，只有為期兩個半月的**全方位身心覺察轉化生命療癒師【線上深度培訓課程】**。我們堅持對澳洲花晶有興趣深入學習的夥伴，必須先完成這門【線上深度培訓課】，**熟知身心覺察、親歷自我療癒、實證生命轉化**，才能進階報名澳洲花晶身心覺察轉化療癒師【正式培訓課程】。因為我們完全不願意為了增加金錢收益，就舉辦以產品為主的課程與相關活動。

　　基於願景、基於理念、基於責任，我們寧願選擇設立嚴格的門檻，才能確保進階參加澳洲花晶培訓課程的學員們，都是已奠定正知正見的覺察底蘊的修行者，才能以深厚的覺知意識，完整學習澳洲花晶的精髓，並為自己及別人提供最專業的花晶身心療癒個案的服務。**自己必須站穩正知正見的覺察底蘊，才有本事發揮所有能量工具的價值。**

　　我們堅持極度完整深入的教學品質，希望讓每位學員都能獲得個別式

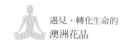

指導，每一屆都會投入大量的時間心力、人力成本。也因為顧及每一次的教學品質，會限制每一屆的學員人數，絕不為了增加開課收益重疊課程時間，圓滿完成一屆課程，才會開始下一屆課程，一旦招生額滿就會納入下一屆學員名額。這讓我們每年最多只能舉辦四次療癒師培訓課程。

這就是我們的堅持，為確保每位參與者都能遵循身心靈的階梯，將覺察療癒的意識帶入現實生活中，真正改變自己和他人的關係、與工作事業的關係、與金錢財富的關係、與自己（神／靈性／大我）的關係，親身進入全方位的身心靈整合：**成為自己的全方位身心靈療癒師。**

這樣的堅持讓我們的開課頻率無法像其他教學單位一樣頻繁，但卻能真真切切符合「療癒煉金坊－全方位身心覺察轉化生命療癒師深度培訓學院」的集體願景：

- 以「協助每人成為個人生命療癒師」為衷心
- 以「讓人成為療癒他人的生命導師」為願景
- 學院提供所有的教學資源讓夥伴們無限學習
- 是助人一步一腳印走向轉化之旅的學習園地
- 任何人只要帶有對生命謙卑的意願
- 無論自身條件或學習經歷是淺是深
- 都能在學院的教育資源中成為生命的療癒師
- 更進一步成為協助他人轉化生命的療癒導師

◎ **療癒煉金坊學院**是首位被澳洲花晶創辦人公開授權，可公開授課並核發澳洲花晶療癒師合格證書的教學單位。現今坊間所有提及身心覺察與澳洲花晶的教學課程都是出自學院早期的舊式教學。

　　◎ 完成所有課程並通過導師考核的學院夥伴將獲頒「全方位身心覺察轉化生命療癒師」及「澳洲花晶身心覺察療癒師」的「雙認證證書」。

　　◎ 學院會以所有的公開資源（粉絲專頁／學院網站／線上課程平台／現場實體課程）全力支持推廣已獲認證的學院夥伴成為獨當一面的「身心覺察個案療癒師」及「療癒課程帶領老師」。

國家圖書館出版品預行編目 (CIP) 資料

遇見‧轉化生命的澳洲花晶：人人都能成為自己的療癒師 / 趙采
榛作 . -- 初版 . -- 臺北市：布克文化出版事業部出版：英屬蓋曼
群島商家庭傳媒股份有限公司城邦分公司發行，民 110.10
348 面；17x23 公分
ISBN 978-986-0796-54-4(平裝)

1. 自然療法 2. 順勢療法 3. 能量

418.995   110015935

遇見‧轉化生命的澳洲花晶

人人都能成為自己的療癒師

作　　者／療癒煉金坊學院創辦人　趙采榛
責任編輯／林欣儀、蕭亦芝
美術編輯／洪菁穗

總 編 輯／賈俊國
副總編輯／蘇士尹
行銷企畫／張莉滎‧廖可筠‧蕭羽猜

發 行 人／何飛鵬
法律顧問／元禾法律事務所 王子文律師
出　　版／布克文化出版事業部
　　　　　台北市中山區民生東路二段 141 號 8 樓
　　　　　電話：(02)2500-7008　傳真：(02)2502-7676
　　　　　Email：sbooker.service@cite.com.tw
發　　行／英屬蓋曼群島商家庭傳媒股份有限公司城邦分公司
　　　　　台北市中山區民生東路二段 141 號 2 樓
　　　　　書虫客服服務專線：(02)2500-7718；2500-7719
　　　　　24 小時傳真專線：(02)2500-1990；2500-1991
　　　　　劃撥帳號：19863813；戶名：書虫股份有限公司
　　　　　讀者服務信箱：service@readingclub.com.tw
香港發行所／城邦（香港）出版集團有限公司
　　　　　香港灣仔駱克道 193 號東超商業中心 1 樓
　　　　　電話：+852-2508-6231　　傳真：+852-2578-9337
　　　　　Email：hkcite@biznetvigator.com
馬新發行所／城邦（馬新）出版集團 Cité (M) Sdn. Bhd.
　　　　　41, Jalan Radin Anum, Bandar Baru Sri Petaling,
　　　　　57000 Kuala Lumpur, Malaysia
　　　　　電話：+603- 9057-8822　　傳真：+603- 9057-6622
　　　　　Email：cite@cite.com.my

印　　刷／卡樂彩色製版印刷有限公司
初　　版／2021 年（民 110）10 月
定　　價／台幣 980 元　港幣 327 元
Ｉ Ｓ Ｂ Ｎ／978-986-0796-54-4
Ｅ Ｉ Ｓ Ｂ Ｎ／978-986-0796-58-2(EPUB)

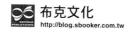

城邦讀書花園
www.cite.com.tw

布克文化
http://blog.sbooker.com.tw